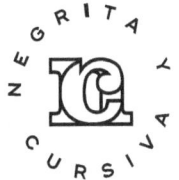

Mi Bebé Estrella y Yo

¿Cómo sanar la pérdida de un bebé
y transformarla en crecimiento?

Roxana Bruno

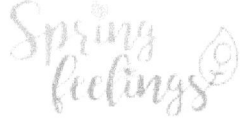

Mi Bebé Estrella y yo

¿Cómo sanar la pérdida de un bebé
y transformarla en crecimiento?

Roxana Bruno

•••

Corrección y Maquetación
Editorial Negrita y Cursiva

Ilustraciones
Roger Muñoz
@elrog23artdesign

Maracaibo, Venezuela
2020

Roxana Bruno © Todos los derechos reservados.

Para Ustedes...

Dedico este libro a todas las mujeres que han pasado por un momento tan duro, como lo es la pérdida de un bebé, bien sea en circunstancias intrauterinas, perinatales o en cualquier otro contexto de su vida.

A mi bebé que está en el cielo como una estrella, iluminando cada día mi camino.

A mi esposo, mi persona favorita y el mejor compañero de vida que Dios me pudo regalar.

A mi abuelo Andrés, quien siempre ha sido fuente de inspiración en mi vida.

A todas las personas que confiaron en mí y me impulsaron para ir por este sueño de ser escritora.

Yo también estuve allí...

Desde el momento en que una mujer sabe de su embarazo, se siente madre, no importa si perdió a su bebé o a los cuantos meses lo perdió, desde el momento que sabes que llevas una vida en tu vientre, vibras en energía materna y eres madre de un hijo cuya alma te escogió.

Según unos fragmentos del libro La Cuna Vacía:

"Estudios hechos en ratas por investigadores de Singapur, China y Japón, durante el embarazo las células del embrión migran al cerebro de la madre. Parece ser, que estas células fetales pueden permanecer en el cuerpo de la madre hasta más de veinte años después del embarazo.

Las criaturas que viven en nuestro interior dejan huella; a partir del día quince de la gestación, ya implantado en el útero, el embrión se comunica con los tejidos de la madre.

Así se desprende también del «Informe científico sobre la comunicación materno-filial en el embarazo: células madre y vínculo de apego en el cerebro de la mujer», un documento de la Universidad de Navarra, resultado del trabajo de diversos expertos y que ha sido dirigido por Natalia

López Moratalla, catedrática de Bioquímica.

Esta tolerancia se inicia a petición del embrión, a través de una red de sustancias que liberan y desactivan todas las células maternas que generarían el natural rechazo hacia lo extraño. La conclusión de estas evidencias, según Moratalla, es que los circuitos entre madre y embrión durante el embarazo «se potencian y dan lugar al equilibrio de la vida emocional». Según ella, la comunicación materno-filial durante el embarazo supone un diálogo molecular, una simbiosis de dos vidas.

Los bebés no nacidos dejaron parte de sus células en el cuerpo de su progenitora. Todos los hijos que estuvieron en su seno dejaron huella. Los que estuvieron por poco tiempo, también"

La vida es un milagro de amor y simbiosis natural de por vida, la ciencia lo reafirma; lo que hace completamente natural, que la madre, aunque pierda su bebé, siga sintiéndose madre.

Una mujer siempre será la madre de ese bebé que perdió, porque la naturaleza sabiamente crea un vínculo orgánicamente indestructible, aunque no se encuentre físicamente en su regazo, sino como una estrella en otro plano del Universo.

Infinitas Gracias...

Tengo tanto que agradecer, no solo por el logro de este libro, sino por todo el aprendizaje, crecimiento personal y transformación que la pérdida de mi bebé me regaló.

Primero, quiero agradecer a Dios, porque las cosas que pone en nuestro camino tienen una razón de ser, en su amor nunca hay una intención dañina, sino la de hacernos mejores seres humanos para este mundo en el que vivimos, y venimos a cumplir una misión. Quiero darle gracias a él porque su tiempo es perfecto y siempre trae frutos, si sabemos entender cada mensaje que nos envía.

A mi Bebé Estrella Andrés, el que perdí a los casi 4 meses de gestación y que ahora es una estrella en el Universo, por todo lo que vino a enseñarme, en ese corto tiempo que pasó por mi vida, para hacerme una mujer más sana y feliz.

A mi esposo Wilmer González, por ser el mejor compañero de vida que pudo tocarme, por todo su amor, pero sobre todo por siempre estar presente para apoyarme y acompañarme en las buenas, en las malas, especialmente en todos mis sueños e inquietudes.

A mi Doctor Álvaro Sepúlveda, por su gran labor, dedicación y vocación médica, por ser el mejor especialista que Dios me pudo poner en mi camino durante estas circunstancias.

A mi psicóloga y también prima Carmen Elena Araujo, por acompañarme y ayudarme en todo este proceso, como psicóloga.

Además, a cada una de las personas que fueron de gran apoyo, tanto en las circunstancias de pérdida como en todo mi proceso de crecimiento y transformación.

Indice

Capitulo I - La pérdida y el dolor

- El día que perdí mi Bebé... 21

- El tabú de llorar a un hijo que no nació 24

- La Culpa 26

- Te sientes madre desde que tu prueba
da positivo, aunque pierdas tu Bebé.......................... 28

- Uno de cada tres embarazos resulta en
pérdida espontánea 30

- La relación que puede guardar la pérdida
del Bebé con la infertilidad de la Madre.................. 33

- Cuando otras mujeres se embarazan y tú
acabas de tener una pérdida.. 35

- Psicología Médica e Intervención
Psicológica... 37

- La interrupción abrupta del ciclo hormonal,
luego de una pérdida.. 40

- No existe apoyo legal para las Madres
con pérdidas perinatales..43

Capítulo II - La sanación

- Abriendo el corazón, para sanar
la pérdida de mi Bebé.. 47

- Aceptar y vivir el dolor de una
pérdida para sanar.. 48

- Aceptar que si paso, que si existió,
hacerlo parte de la historia familiar........................... 52

- Del proceso de pérdida física al proceso
de pérdida emocional... 54

- Ellos también sienten la pérdida del Bebé..................... 56

- Tu pareja, tu compañero y aliado
más importante... 59

- La verdad ante los hermanos del Bebé
perdido.. 60

- Círculo de apoyo cuando pierdes un
Bebé... 62

- Cuando la pareja no es parte del
presente en una pérdida perinatal................................ 64

- El instinto y el tiempo para sanar..................................65

- Lo que mi Bebé Estrella me vino a enseñar.........................66

Capítulo III - Un nuevo comienzo

- Resiliencia y Acciones potenciadoras
para tu alma.. 71

- Salud post pérdida perinatal.. 74

- Escritura terapéutica 77

- En búsqueda de un propósito, después
de la pérdida de un Bebé..81

- Reconciliándote contigo misma, después
de la pérdida de tu Bebé...83

- La nueva persona que soy, después
de la perdida de mi Bebé..85

- ¿Cuándo estás listas para emprender
una nueva búsqueda de Bebé?.................................86

- En búsqueda de un Bebé Arcoíris 88

- Fertilidad en pareja, el milagro de concebir....................90

- Los meses eternos en que la nueva búsqueda es fallida.. 93

- No te rindas en la búsqueda de un Bebé Arcoíris.. 95

- Un nuevo bebé en camino no significa olvidar o sustituir el que perdiste................................. 96

Capítulo IV - Dejar ir

- Dejar ir también es amar...101

- Carta a mi Bebé Estrella 105

- Para ti, Mamá Estrella...107

- No olvides nunca..109

Prólogo

La pérdida del embarazo en cualquier etapa de su desarrollo es un evento devastador tanto para la gestante como para su núcleo familiar. Según el momento del embarazo en que ocurre, se conoce como aborto o muerte fetal.

El aborto es la ausencia de latidos cardiofetales antes de la viabilidad que es la semana en la cual es factible la respiración extrauterina. Este límite es alrededor de las 22 semanas o 500 gramos de peso. Las tasas de aborto cuando existe un embarazo conocido son alrededor de un 10%, cifra que se eleva a alrededor de un 30% cuando se consideran los abortos bioquímicos, que son aquellos sin confirmación ecográfica de embarazo y que muchas mujeres no reconocen como gestación sino como un atraso menstrual. La mayoría de los abortos ocurre dentro de las primeras 13 semanas desde la fecha de última regla, siendo alrededor del 50% de los casos por causa genética o cromosómica. Los abortos después de las 13 semanas en un feto cromosómicamente normal son inferiores al 1%.

La muerte fetal que ocurre entre las 23 y 40 semanas de gestación, son muy infrecuentes, y aunque la mitad de las veces no se logra determinar la causa, en esta etapa empieza a influir la insuficiencia placentaria (preeclampsia, restricción de crecimiento fetal o desprendimiento prematuro de placenta normoinserta), malformaciones congénitas, síndromes genéticos, cromosomopatías infecciones perinatales y secundario a enfermedades de la gestante como trombofilias o una diabetes pregestacional mal controlada.

Actualmente se han desarrollado modelos predictivos de pérdida reproductiva, con resultados variables, siendo de mayor utilidad para muertes fetales secundarias a causas placentarias. Además, a la fecha la ecografía realizada entre las 11 y 14 semanas, en centros con experiencia en este examen, es capaz de detectar a un 84% de fetos con alguna de las alteraciones cromosómicas más frecuentes (trisomía 21 o síndrome de Down, trisomía 13 o síndrome de Patau y trisomía 18 o síndrome de Edwards), siendo la trisomía 13 y 18 habitualmente de carácter letal durante el embarazo o los primeros días de vida. A las 20 a 24 semanas es posible detectar por medio de la ecografía, la gran mayoría de las malformaciones que pueden asociarse a un mal resultado perinatal.

Al enfrentarse con una embarazada en que se diagnostica una pérdida del embarazo, es fundamental como médico ponerse en el lugar de la paciente, ser muy objetivo en la forma de entregar la información, evitando emitir ningún tipo de juicio de valor y a la vez preocuparse que la información sea entregada en un ambiente de respeto, libre de terceros no involucrados en el caso y abierto a aclarar todas las dudas que tanto la gestante como la pareja puedan tener con respecto al caso. Por último, es muy importante recalcar que la pérdida no es por culpa de una acción mal hecha o un descuido de ellos, y que desafortunadamente muchas veces no es posible determinar una causa precisa de la pérdida.

Dr. Alvaro Sepúlveda Martínez, PhD.
Gineco-obstetra
Sub-especialista en Medicina Materno Fetal.

6 Meses después...

En el mes de mayo de 2020, en plena pandemia por el Covid-19, después de 6 meses de la pérdida de mi bebé, tuve mi menstruación como todos los meses, sin embargo, este mes fue diferente.

Anteriormente, cada vez que me venía la visita mensual, pasaba días llorando con mucho dolor y reconexión con la pérdida. En este caso fue distinto, lloré, si lo hice, aún sentía dolor, pero mi alma estaba ya resignada y en aceptación, estaba comenzando a comprender que debía dejar ir y que un nuevo embarazo no sanaría mi dolor de madre.

Había pasado días encerrada, haciendo retrospección e introspección de lo sucedido, de mis sentimientos y había empezado a entender que era hora de empezar a sanar porque estaba a punto de caer en un hueco oscuro sin regreso.

Llegó el día de las madres, ese mismo mes de mayo, decidí lanzarme un largo y profundo emprendimiento emocional a través de la escritura, con una visión dominante y un propósito bien definido; ayudar a otras mujeres que estaban pasando o habían pasado situaciones similares a la mía, a no sentirse solas, salir adelante, sanar y crecer a través de su propio proceso.

Culturalmente, aún es tabú hablar sobre pérdidas de bebés en el embarazo; aún no es completamente entendido y aceptado el luto o el llanto desmedido por la pérdida de un bebé que no nació; para quienes lo padecemos, esta situación genera mucha soledad, silencio y miedo ante un dolor que es sumamente profundo.

La mujer que pasa por esto, se siente madre desde el mismo instante en que sabe que lleva un ser vivo en sus entrañas y aunque posteriormente pierde esa criatura que es su hijo, sigue sintiéndose madre.

Vivimos en una sociedad, en donde se le resta valor al dolor de padres desolados, por razones tan infundadas, como el hecho de que la pérdida ha sucedido muy pronto en el proceso de gestación y no debería afectarles mucho.

Fue una decisión muy grande y dura para mí, hablar sobre este tema; pero mi más profundo mensaje para ti, que me lees y que probablemente has pasado por una pérdida intrauterina o perinatal, es que no estás sola.

Somos un universo inmenso de mujeres resistiendo esta circunstancia tan dolorosa, somos una tribu y debemos apoyarnos las unas a las otras, sin callar, porque nuestra voz bien clara y fuerte, hará que nunca más una mujer deba pasar por estas circunstancias en un contexto vacío, incomprendido y sobre todo banal.

En este libro, estaré contando mi experiencia, todo lo que viví cuando perdí mi bebé y cómo poco a poco fui sanando para transformar esa pérdida y dolor en crecimiento personal, pero también, levantaré una reflexión y despertar profundo, sobre el contexto social deformado de maternidad y pérdidas perinatales.

Es necesario acotar, que todo el contenido de este libro está basado en mi experiencia personal, el apoyo psicológico y especialista que he recibido, además de las experiencias de otras mujeres que han llegado a mí durante todo este proceso maternal.

Capítulo I

La pérdida y el dolor

Nunca olvidaré, el momento en que supe que su corazón no latía, el mío se rompió en mil pedazos, aunque misteriosamente, continuó latiendo

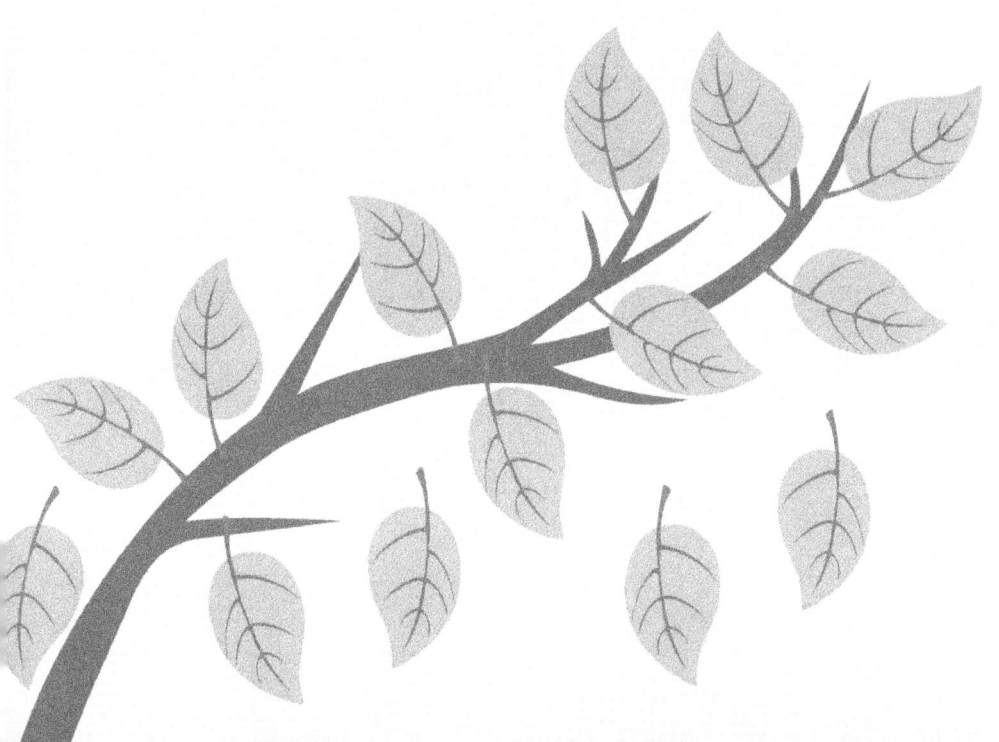

El día que perdí mi Bebé

Para toda mujer que está en un proceso de maternidad deseada, su embarazo es especial.

En mi caso, ser madre ha sido un proyecto y un sueño profundamente anhelado, no sólo por la necesidad natural de vivir la experiencia, sino que, dado mi antecedente familiar disfuncional, con el tormentoso divorcio de mis padres, una relación materna sumamente tóxica y destructiva; el ser madre para mí representa una gran expresión de amor puro e infinito, un reto de cambio, la intención de formar una familia diferente y unas inmensas ganas de dar todo ese amor saludable que no tuve.

Cuando supimos que estábamos embarazados, no podíamos creerlo, teníamos dos años en una búsqueda bajo estricto control médico, por mis antecedentes de hipotiroidismo crónico que me ocasionaban cierto porcentaje de infertilidad.

Un huracán emocional pasaba dentro de mí y al ser padres primerizos, no estábamos muy informados de los altos porcentajes de pérdidas que comúnmente suceden.

La primera evidencia de que mi embarazo no venía bien fue al mes y medio, cuando tuve el primer sangrado irregular, me hicieron algunos exámenes y percataron que mis niveles de progesterona estaban descontrolados, por lo que me indicaron que debía tener un tratamiento, el cual hice al pie de la letra.

En el proceso avancé bien, terminé el tratamiento con progesterona y mi embarazo siguió marchando.

El 29 de noviembre de 2019, recuerdo que era martes, estaba en la semana 14 de embarazo, estábamos en casa más temprano de lo acostumbrado, las protestas en Chile dieron alarma de salida anticipada de las actividades laborales.

A eso de las 5 pm, me percaté de algunas molestias en mi vientre que parecían ser normales, pero decido ir a la cama a reposar.

Unas horas más tarde, sentí que algo bajó repentinamente y mojó mi ropa interior, el miedo automáticamente me invadió; ya había tenido un episodio similar. Me levanté a verificar y confirmo mi terrible sospecha, sangrado con aspecto anormal.

Los disturbios que había en la calle y el toque de queda, nos obligó a quedarnos en casa hasta la mañana, evitando exponerme a mí y al bebé ante tal situación.

Al día siguiente muy temprano, en la sala de espera, con una silenciosa angustia, observaba lo que pasaba a mí alrededor, deteniéndome en cada una de las madres con sus panzas enormes, todas nerviosas por estar en la calle con el ambiente de protesta en el país.

Llegó mi turno, entré a la sala de eco, empezó la revisión

y finalmente me dieron la terrible noticia de que el bebé no tenía latido. En ese instante solo me invadía un enorme vacío en mi estómago, un terrible dolor en mi pecho, un montón de sueños que se esfumaban en mi mente y una terrible sensación de que eso no podía estar pasando. Mi esposo me toma de la mano, veo su rostro paralizado y esa intensión de querer decirme algo, pero no tener las palabras para hacerlo.

Salimos a la sala de espera, en donde estaba mi hermano, quien con solo mirarnos a los ojos entendió lo que sucedía. Nos sentarnos los tres derrotados a esperar la consulta médica, mi mente y mi corazón no entendían lo que estaba pasando.

Cuando entramos a la consulta médica, la doctora que ya sabía la noticia, un poco parca y fría ante el contexto, me dice "debes dejarlo ir". Fue tan duro de escuchar cómo el quiebre de un cristal, con ese quiebre le di paso a las lágrimas, mi esposo también lloraba a mi lado.

Nos fuimos a casa, como una familia derrotada, con un bebé de casi cuatro meses sin latido, la indicación de esperar la expulsión natural, sentimientos encontrados de duelo y la necesidad de dejar ir a mi Bebé Estrella al cielo, junto a Dios.

A partir de allí, empieza la lucha con una sociedad que aún no acepta la profunda pérdida de una madre, que no llegó a tener su bebé en brazos, un complejo y absurdo tabú, en donde no se entiende que cuando pierdes un embarazo, pierdes verdaderamente a un hijo.

El tabú de llorar un hijo que no nació

Las mujeres siempre hablan de sus embarazos exitosos, pero no de sus pérdidas, los hombres tampoco y esta circunstancia que tanto afecta la salud física y mental de una mujer, no está dentro de los tantos temas sobre salud femenina que se tratan actualmente como sociedad moderna del siglo 21.

No es cuestionable que una pareja decida no hablar abiertamente sobre sus circunstancias personales, mucho menos si se trata de una pérdida tan significativa como lo es la de un bebé, cada pareja o persona decide cómo llevar y abordar sus dificultades íntimas.

Sin embargo, en este punto lo que queremos cuestionar, son aquellas situaciones en donde los padres y especialmente la madre se mantienen en silencio porque han sentido durante su proceso de pérdida que la sociedad y su entorno no son capaces de empatizar o comprender lo que significa realmente la pérdida intrauterina o perinatal de un bebé.

Se cuestiona desde el porqué del luto de un bebé que no llegó a los brazos de la madre, sobre todo si se perdió en la etapa donde aún era un embrión, también se cuestiona el tiempo de luto, la tristeza profunda de la madre, incluso llegándose a comparar con otras pérdidas.

Muchas veces te consigues palabras desatinadas como "eres joven y puedes volver a embarazarte" o "hay madres que han tenido muchas pérdidas", entre otros comentarios que empeoran el estado de tristeza y aflicción de la madre.

Es importante comprender, que el dolor está completamente anclado al hijo que se perdió, otro embarazo no lo sustituirá y el número de pérdidas no cuantifica el dolor de la madre, tampoco es comparable con otros escenarios, tener una o múltiples pérdidas es igualmente doloroso para los padres.

En un entorno donde se cuestionan las madres que abortan de forma intencional, a razón de un embarazo concebido en panoramas crueles de violación, es contradictorio que sea también cuestionado o poco valorado el luto de una madre que tiene una pérdida intrauterina o perinatal.

Sin querer dejar por sentando en el párrafo anterior, estar de acuerdo o no en referencia a los abortos provocados, por el contrario, lo que quiero es que reflexionemos en referencia a como de forma discordante, son cuestionadas las acciones y emociones de una madre.

Esto en definitiva tiene que ver con que nadie puede comprender por completo las circunstancias y sentimientos de una persona, hasta tanto no las viva o hasta no ponerse acertada y educativamente en contexto empático, en este caso, con la maternidad y todo lo que involucra.

La maternidad es un hecho natural, noble y milagroso que no solo inmiscuye la objetividad de un parámetro o norma social, sino todo el raciocinio sobre la realidad física, espiritual y emocional prodigiosa que lo crea y que definitivamente transforma vidas.

En otro orden de ideas, es cierto que no puedo generalizar sobre la poca o mucha valoración que se le da a estas pérdidas, sé que existen doctores y profesionales del área médica con mucha vocación y que son muy conscientes de lo que una pérdida perinatal significa y todas las implicaciones emocionales que conlleva, así como también, personas que son capaces de empatizar al respecto del tema de forma acertada.

Sin embargo, todo lo que hemos planteado, es algo que puede suceder en la vida de muchas mujeres y que sin duda debiese tener mayor relevancia en el gremio médico, psicológico, legal y social, ya que, no solamente significa la muerte de un hijo, sino que es una consideración importante y frecuente en el proceso de gestación.

No importa el tiempo de gestación que alcanzó tu bebé, ya una vida estaba dentro de ti, tu ser estaba espiritual y físicamente vibrando en onda maternal, y ahora, tú eres madre para siempre, aunque debas dejar ir su alma a otro plano del Universo.

La Culpa

La culpa es uno de los sentimientos negativos que acompaña a muchas madres después de la pérdida de un bebé y que puede llegar a ocasionar un incesante dolor, afectando como consecuencia su salud mental, emocional y por consiguiente física.

Cuando perdí mi bebé nunca sentí una culpa profunda, en algún momento me pregunté, si es que podía haber hecho algo malo que afectase su vida, pero no al punto de auto flagelarme emocionalmente, ya que, dados mis antecedente de hipotiroidismo crónico, tenía mucho tiempo cuidando mi salud bajo estricta observación médica para poder embarazarme y cuando lo logré, me cuide aún más.

Sin embargo, como todos los seres humanos y en especial las mujeres, sentimos y padecemos las cosas de forma diferente, es posible que quizás la culpa haya sido parte responsable de ese profundo desconsuelo que te acompañó o te acompaña después de la pérdida de tu bebé.

Por lo que, si en algún momento la sentiste o aún la sientes, sin que esto sea un reproche a tus sentimientos, quiero contarte que la culpa es uno de los sentimientos más tóxicos que le podemos generar a nuestro cuerpo, alma y corazón, ya que está lleno de un pasado que ya no podemos cambiar y que nos hace llevar una carga emocionalmente negativa e innecesaria al no perdonarnos por circunstancias que incluso muchas veces no están bajo nuestro dominio.

Es importante que sepas, que uno de cada tres embarazos es infructuoso, las razones pueden ser variables y en su mayoría no tienen nada que ver con acciones de la madre, sino con la naturaleza de la concepción humana y el estado de salud de la mamá o el bebé.

Ya de por sí, concebir y lograr un embarazo completo es un milagro de vida y de Dios, por lo que no debemos sentir culpa de no haber podido llegar al alumbramiento, algo que dentro de la ciencia es muy probable que suceda, aunque esto no implique que no te permitas sentir y drenar esos sentimientos profundamente como lo mereces.

Tampoco debes sentir culpa por vivir el duelo cómo y cuánto lo creas conveniente, cada mujer y cada corazón es un mundo, por lo que el dolor debemos llevarlo de la forma en que nuestra alma lo necesite, para poder sanarlo en el momento individualmente adecuado, es por ello que nadie tiene derecho a juzgarte.

Muchas veces, la culpa llega también desde fuera, porque a través de los prejuicios del entorno, se decide cuál es el grado de tristeza y el número de días apropiado; y normalmente, aunque la procedencia del juicio, puede o no venir con buenas intenciones, las personas que emiten dicho juicio no son especialistas, no entienden a cabalidad sobre la profundidad de las circunstancias o ni siquiera han pasado por ellas.

Por lo que es ideal que nos centremos en consejos provenientes de especialistas o allegados que empaticen de forma acertada con el dolor que sentimos, para que de alguna manera nos reconforten y nos ayuden con el proceso de mejora.

Intenta no auto sabotearte con sentimientos o emociones negativas que te mantienen en el pasado y no te permiten estar en el presente viviendo ese duro momento saludablemente para poder trascender a una futura sanación.

Te sientes madre desde que tu prueba da positivo, aunque pierdas tu Bebé

Desde el instante en que una mujer sabe de su embarazo, se siente madre, vibra en energía materna, es como que si su cuerpo, mente, alma y corazón se prepararán desde el amor para empezar a vivir esa gran aventura de maternidad.

No importa si esa madre perdió a su bebé ni el tiempo de gestación que tenía o si apenas lo tuviste unas horas en tus brazos, desde el momento que concibes, eres madre para siempre de un hijo que hace simbiosis entre sus células y las tuyas, manteniendo esa asociación permanente en ti por décadas.

Bien lo explica algunos fragmentos del libro **La Cuna Vacía**, que ya mencionamos en el prefacio, pero que vale mucho reiterar:

"Estudios hechos en ratas por investigadores de Singapur, China y Japón, durante el embarazo las células del embrión migran al cerebro de la madre. Parece ser, que estas células fetales pueden permanecer en el cuerpo de la madre hasta más de veinte años después del embarazo.

Las criaturas que viven en nuestro interior dejan huella; a partir del día quince de la gestación, ya implantado en el útero, el embrión se comunica con los tejidos de la madre.

Así se desprende también del «Informe científico sobre la comunicación materno-filial en el embarazo: células madre y vínculo de apego en el cerebro de la mujer», un documento de la Universidad de Navarra, resultado del trabajo de diversos expertos y que ha sido dirigido por Natalia López Moratalla, catedrática de Bioquímica.

Esta tolerancia se inicia a petición del embrión, a través

de una red de sustancias que liberan y desactivan todas las células maternas que generarían el natural rechazo hacia lo extraño.

La conclusión de estas evidencias, según Moratalla, es que los circuitos entre madre y embrión durante el embarazo «se potencian y dan lugar al equilibrio de la vida emocional». Según ella, la comunicación materno-filial durante el embarazo supone un diálogo molecular, una simbiosis de dos vidas.

Los bebés no nacidos dejaron parte de sus células en el cuerpo de su progenitora. Todos los hijos que estuvieron en su seno dejaron huella. Los que estuvieron por poco tiempo, también"

Estos estudios avalan que es completamente natural y real, que una mujer se siga sintiendo madre, aunque su niño no nazca y seguirá manteniendo ese sentimiento en el tiempo, incluso si decide no repetir la experiencia de concebir.

No olvides nunca que, sin importar el tiempo de gestación o de vida de tu bebé, eres y serás siempre su madre, aunque ahora se encuentre como una estrella en el Universo.

Una madre es madre, aunque sus hijos no estén con ella, una madre es para siempre.

Uno de cada tres embarazos resulta en pérdida espontánea

Uno de cada 3 embarazos no llegan al alumbramiento, es como tener una bolsa con manzanitas, en donde 2 son rojas y una verde, si tu cuerpo toma la verde que es diferente, las probabilidades de pérdida empiezan a estar presentes.

Siendo entonces, una circunstancia que, aunque definitivamente ocasiona mucho desasosiego a los padres, puede suceder naturalmente como parte del milagro extraordinario de concebir y dar vida, entonces, ¿por qué generar tabú y miedo a exteriorizar el suceso?

Estos escenarios tan frecuentes deben ser tratados con el mismo valor de otros tipos de pérdidas maternales, ya que, sigue representando el duelo de un hijo, aunque el contexto sea diferente.

Por otra parte, no hablar del tema o evitar profundizar sobre él, aísla del grupo de mujeres que han vivido eventos similares, cuartando una gran oportunidad de ayuda y sanación mutua.

Cuando tuve la pérdida intrauterina de mi bebé, como cosas del destino, el médico que atendió mi legrado, que es importante recalcar que desde entonces y hasta ahora ha sido un profesional de la salud y ser humano extraordinario, nos contó su propia historia; su esposa tuvo dos pérdidas seguidas, antes de lograr su primer embarazo completo.

Con su historia y todo lo que nos expresó, a mi esposo y a mí, sobre la parte clínica del tema, entendimos que sucede más de lo que creemos, pero estamos en una sociedad poco abierta al respecto, muchas veces sin la empatía suficiente para entender, asumir y enfrentar el tema como realmente corresponde.

La actitud omisiva hacia la muerte intrauterina y perinatal espontánea por parte de la sociedad, refleja el vacío existencial sobre el tema, tanto en lo religioso, legal como moral.

Así mismo, la ciencia, teniendo importantes avances al respecto, sucede, que, en el mismo entorno hospitalario, las madres que han tenido una pérdida perinatal, no siempre reciben la atención médica y psicológica acorde a la circunstancia, los padres son tratados de forma parca y fría, sin métodos clínicos apropiados al duelo que la pareja está viviendo.

Posteriormente a conocer la historia de mi doctor, poco a poco fui escuchando diferentes historias reales sobre el mismo asunto, que me ayudaron a entender sobre lo verídico del milagro, a mirar a mi alrededor y concientizar que no estaba sola, a fortalecerme emocionalmente y poco a poco ir superando ese dolor tan profundo que sentía en mi ser.

Encontré mujeres que habían tenido hasta 7 pérdidas, antes de lograr llegar al final de un embarazo, otras que simplemente nunca lograron tener un bebé después de muchas pérdidas y casos tan difíciles, que nunca lograron el milagro de concebir.

Cada historia es distinta, difícil y muy personal, pero inspiradora, en referencia a los golpes emocionales que recibieron cada una de ellas, con las incomparables circunstancias que les tocó vivir, como lucharon hasta el final para poder ser madres y en algunos casos en donde no fue posible, cómo se levantaron y siguieron adelante a pesar de todo.

Si estás pasando por una situación como esta o ya has pasado por ella, no tengas miedo de manifestarla, porque hacerlo es de valientes y mientras más se exteriorice, más podremos hacerla presente. Además, la indescriptible posibilidad de encontrar un poco de alivio en otras historias o aliviar a otras mujeres que estén pasando por lo mismo al contarles la tuya.

Lograr un embarazo es un milagro único y natural de la vida, y que ese embarazo llegue al nacimiento es otro prodigio extraordinario que Dios le regala al ser humano.

La relación que puede guardar la pérdida del Bebé con la infertilidad de la Madre.

Cuando estamos embarazadas, es importante considerar las causas previas de infertilidad (si las hay), que pudieran posteriormente relacionarse con posibles causas de pérdida perinatal.

En el caso de sumarse al antecedente de infertilidad, una primera pérdida perinatal, es necesario investigar, no solamente las razones de salud del bebé que no llegó, sino también, las razones históricas de la salud de la madre que pudieron afectar el embarazo perdido, para que sean consideradas y observadas en un próximo embarazo.

Los procesos de concepción y de gestación son completamente independientes, no están relacionados como tal, sin embargo, es posible que los motivos de una pérdida intrauterina o perinatal en algunas madres estén relacionados con antecedentes de infertilidad.

En mi caso, del único que puedo hablar con mayor propiedad, al no ser un especialista médico, cuando perdí mi bebé, tenía un antecedente hipotiroideo crónico que debí tratar antes de lograr mi embarazo, ya que el mismo me estaba afectando algunas hormonas que son clave para concebir.

Dichas hormonas eran la prolactina, la progesterona, la insulina y la TSH, por lo que recibí un tratamiento químico que incluía mi medicamento rutinario de la tiroides, (levotiroxina), metformina para la insulina y cabergolina para la prolactina. Además empecé una rutina de alimentación, de hábitos deportivos y emocionales mucho más sanos, que completaron mi tratamiento de forma más rápida y eficiente.

Con todo lo mencionado anteriormente, logre estabilizar mi tiroides y salir embarazada, sin embargo, durante mi embarazo mi tiroides no cubrió los requerimientos necesarios y mi progesterona volvió a desestabilizarse, por lo que, en consideración que esta hormona es la responsable de acondicionar el endometrio para facilitar la implantación del embrión y ayudar a que el embarazo transcurra de manera segura, empecé a tener algunos sangrados, hasta que finalmente mi embarazo se interrumpió de forma espontánea.

Otras mujeres, tienen otro tipo de inconvenientes de

salud que no menciono, pues son variables, profundos y complejos de explicar si no eres especialista, pero podría mencionar someramente, la endometriosis que ocasiona infertilidad o dificultades para embarazarse, trayendo posteriormente complicaciones para retener el feto y completar el tiempo de embarazo como corresponde.

Debemos tomar en cuenta que no soy especialista médico, por lo que el planteamiento sobre el tema es sustancialmente subjetivo, en base a mi experiencia personal de salud y a otras experiencias que he investigado y han llegado a mí en este proceso, para el entendimiento de este contexto puntual.

El mensaje más importante, es que, cuando tenemos o tuvimos algún inconveniente de salud para embarazarnos, en el momento que lo logramos – aunque es una gran victoria muy importante a celebrar – no podemos descansar de nuestros esfuerzos y cuidados, debemos tener una conciencia natural y equilibrada con supervisión médica sobre el antecedente, para preservar el embarazo y que pueda llegar hasta el alumbramiento sano del bebé.

Cuando otras mujeres se embarazan y tú acabas de tener una pérdida.

Cuando una mujer cercana se embaraza y acabas de tener una pérdida, se tienen muchos sentimientos encontrados.

Envidia sana de no estar en esa situación, nunca en mal deseo, frustración y reconexión con tu pérdida. Todo esto es normal, ante una situación tan dolorosa.

Sin embargo, lo más saludable es la sinceridad individual frente a ti, pero, sobre todo, el compañerismo y el no decidir por ti sobre lo conveniente en referencia a la noticia, de esta forma, al estar la empatía siempre presente, la relación con la otra madre no se afectará, por lo contrario, se podría fortalecer y, además, tu tendrás la oportunidad de elegir desde el amor como manejarlo emocionalmente, ayudándote incluso con tu proceso de sanación.

El ocultar la noticia o incorporar distancia, puede ocasionar un efecto completamente adverso y dañino, agregando un ingrediente adicional al dolor ya presente, cuando la noticia del otro embarazo llegue por otro canal o de una forma fría, distante e inesperada; el acercamiento personal y la intimidad es de sumo valor.

La empatía y comprensión de las personas que te rodean, en especial de las mujeres importantes en tu mundo, es clave; ya que, ese entorno cercano femenino, es una tribu que representa un soporte fundamental ante circunstancias tan difíciles y que entre mujeres podemos llegar a comprender por completo.

Además, conectarte con el embarazo de una mujer cercana y querida, en momentos en los que has perdido un bebé, puede ser muy positivo y sanador, aunque en el primer instante de la noticia puedas sentir reconexión con tú duelo.

Por lo que nunca debemos dudar, en pedir o recibir honestidad y cercanía con esa amiga que está embarazada, en el mismo momento en el que tú te encuentras en este luto, el amor y la conexión harán su labor entre ambas.

Por lo contrario, una mala acción de ambas ante circunstancias tan trascendentales como éstas, puede romper o deteriorar la relación por completo.

Psicología Médica e Intervención Psicológica

La vocación médica y el apoyo psicológico en pérdidas intrauterinas y perinatales son claves e indispensables, sobre todo para madres primerizas o aquellas que lo experimentan por primera vez, sin que esto signifique que en todos los casos, la necesidad de apoyo no sea relevante.

Por lo general, cuando somos madres primerizas, no tenemos información en referencia a todo lo que puede suceder en el proceso, ya que, quedar en estado no siempre significa la llegada de un bebé y tampoco tenemos a la mano información de los altos porcentajes de pérdidas intrauterinas o perinatales.

También puede suceder, que, a pesar de no ser madres primerizas, si se ha tenido un embarazo previo completamente normal y sin inconvenientes, igualmente exista desinformación.

La educación en casa, las instituciones y la sociedad en general, se dedica en lo que a estos temas educativos se refiere, a comunicar sobre la normal concepción de hijos, pero nunca, a educarnos sobre temas de infertilidad o pérdidas.

Por lo que, cuando tenemos que pasar por esta situación, sumado al dolor tan profundo que sentimos, no tenemos ningún tipo de preparación, inclusive, podemos percibir que el gremio médico puede ser bastante parco a la hora de tratar estos temas con el paciente que lo está viviendo.

La Doctora que me atendió durante mi primer embarazo, muy buena profesional tengo que acotar, sin embargo, en el momento que tuve mi pérdida, fue sumamente frívola y dura con sus palabras, cero empatía y psicología ante unos padres que acababan de recibir en ese minuto la noticia de que su bebé no tenía latido.

Tengo que agradecer a Dios que, en el momento que fue necesario hacerme un legrado porque no estaba expulsando mi pérdida, por cosas del destino, esa doctora no pudo asistir y me atendió el especialista que estaba de guardia en la sala de Emergencia; fue lo mejor que nos pudo haber pasado, su profesionalismo, atención, vocación médica, manejo de la información al paciente y sobre todo psicología médica ante la pérdida de un hijo, fue y ha sido excepcional, y aun me mantengo en control con él.

En mi experiencia y agregando las experiencias de otras mujeres, con las que he compartido anécdotas e información, básicamente, los padres o las mujeres que han pasado por una pérdida, son atendidos mejor o peor según el grado de inteligencia emocional del personal sanitario que le toque a la suerte o según las costumbres y políticas de cada centro hospitalario.

No hay, en general, un espacio real para atender y reflexionar con los padres que están pasando por esta circunstancia, ayudando a sopesarla un poco.

Los profesionales médicos trabajan con prisa, sólo ven la parte física, no preguntan sobre sentimientos y no miran a los ojos quizás para no involucrarse, es sumamente necesaria la validación del contexto de luto que se está viviendo, el espacio de conversación empática, la información de manera cercana, una explicación máxima precisa y detallada, que incluya respuestas honestas y claras a todas las incógnitas de los padres, detalle sobre las intervenciones necesarias a realizar y todo lo relacionado con el proceso completo de pérdida de ese ser humano que no vio la luz.

Posteriormente al contexto de pérdida física, el servicio médico debería incluir o recomendar la posibilidad de atención terapéutica psicológica, en donde el especialista pueda detectar sentimientos negativos o de culpa por parte de los padres y especialmente de la madre, con el objetivo de ayudarlos a comenzar un proceso de aceptación que a corto o largo plazo evite que la herida se cure en falso y que, a pesar de que la cicatriz quede para siempre, se pueda mirar con serenidad, desde otra perspectiva.

Muchas veces los padres, dentro de su contexto de dolor, no quieren recibir ayuda emocional, sin embargo, responsablemente las instituciones médicas y especialistas deberían ofrecerla como opción, dentro del tratamiento de la pérdida o por lo menos una iniciación para ello, ya que la atención de la pérdida física es solo una parte del proceso, posteriormente, aparece el periodo más difícil, el proceso de pérdida emocional.

La interrupción abrupta del ciclo hormonal, luego de una pérdida

En las mujeres existen ciclos naturales relacionados con el embarazo y caracterizados por modificaciones en los procesos hormonales, que terminan de forma natural al culminar todo el proceso de la maternidad; es decir, que van desde el momento de la ovulación hasta la finalización del tiempo de amamantar el bebé.

En el momento que este ciclo se interrumpe, los cambios hormonales dictaminan alteraciones de orden físico y mental, tal como ocurre en las pérdidas espontáneas y los abortos provocados.

Esta interrupción da lugar en la mujer, a un desorden notable, con efectos en la estabilidad de salud corporal y psíquica; los cuales pueden ir desde depresiones, hasta tendencias a enfermarse, debido al efecto que esto puede ocasionar en el sistema inmunológico, pasando además por problemas de integración social y familiar.

Todas estas circunstancias, forman parte de lo que los médicos mencionan como proceso normal de "síndrome post aborto" (P.A.S. o "Post-Abortion-Syndrome").[1]

Entre estos síntomas están:

1. Síntomas de pesar y dolor.

Estos ya los hemos descrito hasta ahora en el desarrollo de este libro. Toda pérdida genera un estado de duelo,

---

1 Serie de síntomas posteriores al aborto o a la **interrupción del embarazo**.

como proceso normal del adiós y aceptación de las circunstancias.

Cuando el dolor no se supera, puede conducir a una depresión, aunque a veces sea silenciosa. La depresión, no solo afecta la personalidad y las emociones, sino que puede alterar el sistema inmunológico y aumentar los riesgos de contraer virus o enfermedades.

2. Sentimiento de culpabilidad.

La culpabilidad, bajo ninguna circunstancia es sana, ya que, es un estado emocional en donde permanecemos cuestionándonos por situaciones del pasado que ya no pueden cambiarse, por ende, caemos en un estado tóxico que no nos permite avanzar. Algunos psicólogos indican, que vivir en el pasado genera depresión y en el futuro genera ansiedad; siempre debemos permanecer en el presente, aceptando las situaciones ya vividas o fuera de nuestro control, utilizándolas como aprendizajes, y, además, trabajando para el futuro que queremos, pero sin obsesionarnos.

3. Sensibilidad, irritabilidad o agresividad emocional

Algunas veces, es un efecto que puede ocasionar el dolor de la pérdida, generando un conflicto interno con el entorno o las personas que de alguna manera están vinculadas con las circunstancias (pareja, hijos, esposo, médico).

Y usualmente estamos en presencia de este síntoma,

cuando descargamos el sentimiento de culpabilidad contra nosotras y asumimos un papel de víctima frente a los demás.

4. La "conciencia biológica".

Algunas mujeres pareciera que después de una pérdida no tienen consecuencias psicológicas. Sin embargo, meses después, precisamente cuando el bebé habría debido venir al mundo, cae víctima del dolor o incluso en una grave depresión. Lo curioso es que esto muchas veces se produce aun sin que la mujer se dé cuenta conscientemente del hecho: "ahora es el momento en que debió nacer mi bebé".

5. Sentimiento de fracaso como madre e incertidumbre afectiva.

A veces, para llenar el vacío de pérdida, aparece un deseo impetuoso e inmediato de traer un nuevo bebé; pero este deseo se mezcla con la sospecha y el temor de no saber desempeñarse como madre, de no poder relacionarse con el bebé de manera correcta, de no saber cuidarlo o con miedo a perjudicarlo por la misma vulnerabilidad emocional de la madre; pudiendo ocasionar la decisión de no tener más hijos.

Algunas mujeres, que han perdido un bebé y no son atendidas emocionalmente como corresponde, por lo que pueden tener problemas reales para llevar adelante posteriores maternidades.

6. Otros problemas.

Otras alteraciones de diversa índole, se incluyen en el sueño (pesadillas persistentes), ataques de pánico, desconfianza, descuido personal y de la salud en general.

No existe apoyo legal para las Madres con pérdidas perinatales

Cuando perdí mi bebé, en mis días de reposo en donde sinceramente lo menos que quería era regresar a mi trabajo, se me generó la curiosidad en referencia a la inamovilidad laboral que se obtiene en Chile y algunos países al momento que te embarazas y hasta un año posterior a el nacimiento del bebé.

Leyendo un poco la norma legal y laboral, me percaté que en el mismo momento en que pierdes a tu bebé, pierdes el beneficio, por lo que definitivamente no existe ningún tipo de apoyo para la madre después de una pérdida perinatal o intrauterina.

Se entiende perfectamente que una empresa no puede mantener este beneficio intacto si ya no estás embarazada, recién dada a luz o no tienes a tu bebé recién nacido, sin embargo, es insólito que una madre, después de que pierde su hijo, no tenga ningún apoyo legal que garantice su estabilidad laboral y por ende emocional, para que pueda recuperarse como corresponde, después de una situación tan delicada, importante e íntima como lo es la pérdida de un bebé.

Las mujeres que ven interrumpido su estado de embarazo por un aborto espontáneo, que sufre la pérdida de su hijo recién nacido o cuyo hijo nace muerto, no tiene derecho a gozar del fuero maternal previsto en el artículo 201 del Código del Trabajo de Chile, dictamen 3.143 de 27.05.85, de la Dirección del Trabajo.

La única consideración legal que existe al respecto es que, en caso de muerte intrauterina o perinatal, el trabajador tiene derecho a tres días hábiles de permiso pagado, según lo establecido en el inciso 2° del artículo 66 del Código del Trabajo.

Algunos médicos indican que la recuperación de este tipo de pérdida, podría empezar a darse entre los 6 y 12 meses posteriores a la misma, esto también depende del contexto emocional de cada mujer.

Esto no significa que la ley debería amparar todo este tiempo, sin embargo, las consideraciones ante tales circunstancias, deberían ser primordiales, ya que, las mismas afectan la salud no solo física sino psíquica de la madre.

Capítulo II

La Sanación

*Lo único que sana el dolor de una pérdida
es, vivirlo profunda e intensamente.*

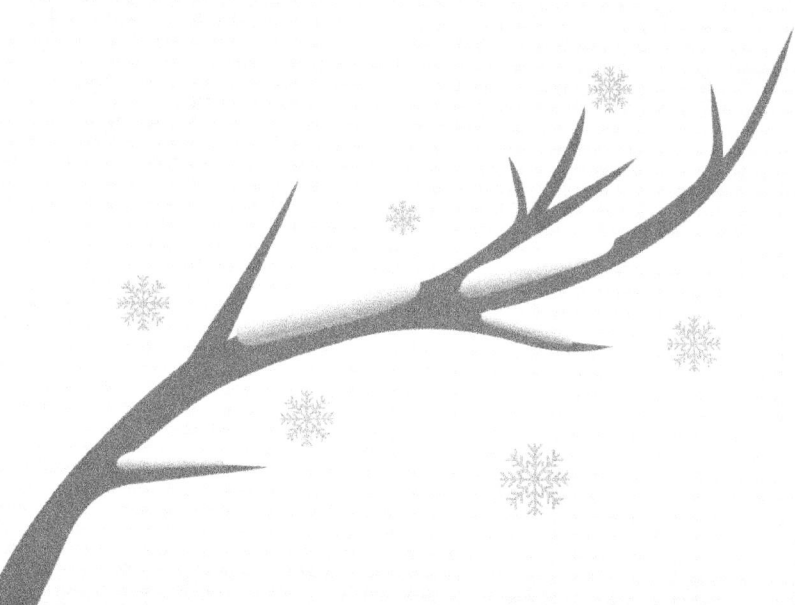

Abriendo el corazón, para sanar la pérdida de mi Bebé

Todo lo que sientes y piensas, atraes; cuando abres tu corazón para sanar, cambias tu vibración, permites que el universo conspire para tí y así todo empiece a mejorar.

Fue un salto al vacío tomar la decisión de hablar sobre mi pérdida y en el proceso me fui dando cuenta, que quien ayuda al otro, se ayuda a sí mismo. Qué mejor forma de sanar que haciendo retrospección y contando mi experiencia para que otras mujeres se puedan identificar y permitir su propio proceso de recuperación.

Acepta, vive y comparte tus sentimientos, dando tiempo y espacio para sanar en el proceso.

La pérdida de un bebe afecta física y emocionalmente, también las relaciones y sociabilización, pero sobre todo el reinicio de un nuevo ciclo.

El mayor obstáculo para sobrepasar esta caída y sanar es la omisión, el secreto, el silencio, la minimización o la negación de la pérdida, es necesario concientizarla, aceptarla y vivirla para comenzar con el proceso real y profundo de superación.

Para comenzar ese proceso difícil de sanación, debemos empezar abriendo el corazón, ya que bloqueando nuestras emociones no logramos adentrar en lo que realmente sentimos y ¿cómo sanar algo que no tenemos realmente consciente?

El escenario idóneo, es la apertura con el entorno, especialmente con la pareja que está pasando por el mismo proceso de pérdida, sin embargo, un buen inicio es abrirte contigo misma, permitiéndote sentir y concientizar todo lo que llevas por dentro, sin omisión alguna.

Aceptar y vivir el dolor de una pérdida para sanar

Luego de un día de intenso y profundo choque, al recibir la noticia del deceso de mi bebé de 4 meses de gestación, vinieron semanas muy difíciles.

La doctora me había enviado a casa de reposo y al expulsar la pérdida de forma natural, pero en la espera, empezaron unas contracciones poco habituales en mi vientre.

La indicación era mantener la recomendación médica, siempre y cuando no se presentaran dolores intolerables o estuviese sangrado excesivo.

Luego de 3 días, en donde las contracciones fueron poco a poco incrementando en intensidad y frecuencia, los calmantes empezaron a no hacer efecto, mi umbral de dolor estaba completamente debilitado, al punto de casi llevarme a la inconsciencia, por lo que decidimos que ya era suficiente y mi esposo me llevó a la emergencia clínica.

Al llegar, luego de colocar diferentes calmantes para tratar de parar las fuertes contracciones, llegó el médico de emergencia, un ángel que se nos cruzó en el camino para darnos toda la atención y comprensión que tanto necesitábamos.

Me enviaron directo al quirófano y después de varios días con el dolor y la tristeza trancada en mi pecho, una explosión de llanto y lágrimas se desbordó en mí, para que mi cuerpo y mi alma entendieran que finalmente todo estaba terminando.

Al hacer una ecografía en quirófano, pudieron percatar que tenía mi útero volteado, razón por la que mi cuerpo no había hecho la expulsión naturalmente. Esta circunstancia física, hizo que la extracción de la pérdida, fuese un poco más delicada, incluso, se presentó la necesidad, de repetir el proceso una semana después en una segunda intervención, para poder extraer todos los restos y dejar el útero limpio.

Es importante considerar que muchas mujeres, tenemos el útero volteado, esto no es una anomalía, sino una condición, que hace que las intervenciones médicas sean más delicadas, ya que los instrumentos están creados, para visualizar e intervenir úteros derechos.

Los próximos días fueron eternos, en reposo y acostada en mi cama, no hallaba ni la posición para dormir, no me hallaba sin mi bebé, pero a su vez, en el fondo sentía que debía dejar ir su alma para que descansara en paz.

Después de días de introspección, finalmente, encendí una vela para mi bebé y lo deje ir, conversé espiritualmente con él, para que se fuese tranquilo, sin preocuparse por dejar a papá y mamá en este plano del Universo; ese día entendí que, aunque él no estuviese en mis brazos, siempre sería su mamá, en cualquier infinito a donde se haya ido.

Luego de ese ritual de despedida, a pesar de haber aceptado la partida de mi bebé, el dolor recorría cada milímetro de mi ser, mi corazón estaba destruido y mi alma había perdido su propósito, no me importaba nada, estaba simplemente desorientada en tiempo y espacio; hacía lo posible para no sentir, tenía una aceptación y apertura del corazón a medias, por lo que los próximos meses fueron de una lucha interna muy intensa.

En este proceso de pérdida emocional, te consigues personas que no entienden tu luto, que creen que una pérdida intrauterina no tiene tanto significado como la pérdida de un hijo nacido, no conciben que llores un bebé que nunca tuviste en brazos, simplemente consideran que ya no eres mamá, desvalorizando el tiempo y la profundidad de tu dolor, a veces haciendo comparaciones con otras pérdidas, dándote palabras de aliento poco acertadas, en donde alegan que eres joven y tendrás otros hijos , sin entender que un bebé no sustituye a otro.

Tuve días en donde no quería levantarme de la cama, no quería hablar, no quería saber de nadie, estaba literalmente fuera de mí.

Teníamos un viaje para visitar a la familia y cometimos el error de no suspenderlo, considerando que íbamos a visitar a mi papá que estaba pasando por un proceso de enfermedad nerviosa que no dejaba espacio para mi dolor, así que, para ese momento tuve que dejar mi circunstancia emocional a un lado y eso lo pagué caro luego.

La reincorporación laboral fue una pesadilla, no me hallaba ni sentada en mi puesto de trabajo, no podía concentrarme, la fatiga emocional a veces no me dejaba ni pensar, pero como debía continuar con la rutina, cometí el error de omitir mi dolor y así fui acumulando una bola inmensa de sentimientos negativos.

Cada vez que mi periodo llegaba era como recibir un balde de agua fría, pasaba por lo menos dos días llorando, porque me conectaba de nuevo con todo y el no salir embarazada me ocasionaba aún más dolor.

Temía no volver a quedar embarazada por mi persistente problema en la tiroides, que, a pesar de estar controlado, tenía claro que la inestabilidad emocional era perjudicial, y a su vez, me aterraba quedar embarazada para volver a perderlo, no iba a poder soportarlo.

Y así estuve por meses… hasta que colapsé.

Con el tiempo, después de estar perdida en el silencio, empecé a entender que me estaba marchitando y que necesitaba abandonar el silencio emocional, que debía confrontarlo y vivirlo para poder sanar.

Fue allí cuando empezó mi proceso de aprendizaje y crecimiento sobre las circunstancias vividas, para trascender a una transformación inevitable que me llevó a la sanación real.

Aceptar que si paso, que si existió, hacerlo parte de la historia familiar

Cuando pasamos por una pérdida tan significativa, en donde el dolor es muy punzante, puede ser más fácil bloquearlo, a veces hasta el punto, de vivirlo como que nada sucedió.

Esta elección sobre las circunstancias, lo que trae como resultado es el aplazar la vivencia del dolor que sentimos, ocultando y acumulando emociones por largo tiempo en nuestro cuerpo y corazón, generando consecuencias complejas a futuro y largo plazo.

Esto funciona tal cual, como el cúmulo de energía en un cuerpo que con el tiempo explota, lo mismo pasa con las emociones, afectando no solo el círculo personal en el que vivimos, sino, en todos los ámbitos de nuestra vida, ocasionando incapacidad emocional con tendencia a enfermedades físicas y psíquicas, tanto por la afección que podemos causar a nuestro sistema inmunológico como a nuestra mente.

Siendo sincera, siempre sentí que ese bebé estuvo realmente en mi vida, incluso dejándolo ir en paz espiritualmente, pero los sentimientos encontrados eran tantos que pasé un tiempo bloqueando el suceso, los recuerdos y las sensaciones que lo acompañaron.

Esto me causó incertidumbre afectiva, sentimientos de fracaso como mujer y como madre, creó en mí una actitud de agresividad y frustración interna, lo que con el tiempo hizo que me adentrara en un lugar oscuro.

Está comprobado científicamente, que guardar dolor y sentimientos negativos por largo tiempo, puede traer consecuencias perjudiciales en la salud, en la mente y las emociones, así como afectar la forma en la cual las células se multiplican bajo una vibración negativa, transformando tu esencia de forma permanente y pudiendo generar enfermedades como el Cáncer.

Debemos tomar en cuenta también, que el bloquear que tuviste, perdiste y existe un Bebé Estrella en tu vida e historia familiar o de pareja, puede afectar el desempeño y relación como futura madre de un Bebé Arcoíris; haciendo que te pierdas de la oportunidad de disfrutar plenamente ese nuevo milagro.

Lo más sano para unos padres que perdieron un hijo es, vivir el dolor plenamente hasta sanarlo, aprender y crecer a través de ese dolor, y, además, tenerlo presente como un miembro más de la familia que no está, para que cuando venga un Bebé Arcoíris, el torbellino de emociones que lo acompañen, vengan completamente limpio de dolor y culpa, haciendo un vínculo mucho más sano y fuerte.

Lo más recomendable finalmente es, nunca omitir, silenciar o negar su existencia, hablar abiertamente sobre él, tenerlo presente como alguien que forma parte de la historia familiar, un integrante más de la familia, dándole su puesto como hijo, hermano, nieto, sobrino, aunque ya no esté, respetando su memoria en nuestro corazón, aceptando la pérdida a través del desapego sano y consciente.

Del proceso de pérdida física al proceso de pérdida emocional.

Cuando perdemos a un bebé, no solo pasamos una etapa de luto por un hijo, sino un conjunto de procesos que incluyen la parte física, en la cual, esa vida que llevábamos en nuestro vientre ya no está presente, a ello se le suma, el plazo natural que implica la expulsión o extracción de esa vida, lo que conlleva también a un post proceso de recuperación.

Posteriormente, una vez superado el proceso físico, llega el proceso emocional profundo, en donde nuestro ser materno empieza a vivir bajo la ausencia total de su hijo.

Ambos procesos, tienen una serie de consideraciones, circunstancias y hechos, que están completamente relacionadas entre sí y que describo a continuación:

- La pérdida física:

Inicia el proceso intangible, con la noticia de la ausencia de latido del bebé.

Se suma el proceso endocrino, en donde el cerebro capta las señales hormonales que anuncian el final del embarazo. El cerebro envía mensajes para preparar al cuerpo con el fin de evacuar los restos.

Prosigue la expulsión o extracción del bebé sin latido, permitiendo al organismo volver a reacomodarse bajo la configuración femenina cotidiana; el enfoque del organismo está en el suceso tangible de la pérdida.

Este proceso físico acompañado del duelo, puede conllevar a una serie de síntomas tales como el cansancio, sensación de debilidad, cefaleas, dolores musculares.

Observando el cuadro con una perspectiva amplia, debe entenderse que estos síntomas forman parte del proceso de pérdida y duelo

- La pérdida emocional o duelo:

La mente, el alma y el corazón, viven la pérdida para poder asimilarla.

Hablamos de un proceso por el cual poco a poco se va cambiando el patrón mental del embarazo o maternidad, por el de ausencia de embarazo, se le puede llamar proceso de ruptura de la burbuja de felicidad en la que vive la mujer embarazada.

Mentalmente, surgen pensamientos recurrentes sobre la razón de la pérdida, la sensación de no poder creer lo que ha sucedido "esto no me puede estar pasando a mí", las diferentes creencias erróneas que puedan impedir que la herida mental-emocional sane de forma natural y que pueden desarrollar sentimientos negativos como la culpabilidad o la no aceptación de la ausencia física del bebé, lo cual implica el no aceptar, que ya no forma parte de la planificación y cotidianidad maternal o familiar.

Esta pérdida emocional, debe llegar a un punto de quiebre, en donde se pasa del dolor agudo y la tristeza, a la resiliencia, en el que todo nuestro yo interno trabaja armónicamente.

Vamos adquiriendo conocimiento real, tangible e intangible de todos los cambios que logramos y que se están dando, a todos los niveles mencionados, llegando finalmente, o no, a un estado de consciencia, desde el que la paz y la serenidad definen su ser en el aquí y ahora.

Con el aquí y ahora, llega la aceptación de la pérdida de forma saludable, dejando ir por completo, para abrir un nuevo capítulo, en donde el dolor podría permanecer, pero con sabiduría, aprovechando lo aprendido para seguir adelante de forma positiva, sin olvidar que ese bebé que se perdió estuvo presente en un tiempo corto por alguna razón que tarde o temprano entenderemos.

Ellos también sienten la pérdida del Bebé.

Los padres también sienten la pérdida intrauterina del bebé y dentro de nuestro dolor, nos cuesta entender que lo viven de manera diferente.

Cuando estamos en ese momento, en el cual todo es oscuridad y queremos permanecer debajo de las sábanas para ahogarnos en la tristeza, no internalizamos que ellos tienen una forma diferente de vivir la pérdida, sin que eso signifique que no les importa o no les duela tanto como a nosotras.

Mi esposo y yo, dentro de todo el amor que nos tenemos, somos muy diferentes, dice el refrán, "polos opuestos se atraen"

Cuando vivimos la pérdida de nuestro bebé de casi cuatro meses de gestación, yo simplemente quería estar encerrada y sin hablar con nadie, evitaba socializar, mi alma estaba sin batería, no tenía la vibración para intercambiar energía con nadie. Mi esposo, por el contrario, necesitaba absorber energía del mundo para salir adelante.

Esta situación, nos llevó por un momento a no comprendernos, a no entender la forma en que cada uno vivía el dolor.

Él me decía "-no puedes estar así, en ese sufrimiento-" y yo le respondía "-no entiendo cómo puedes estar así, como que nada está pasando-". En definitiva, el dolor nos llevó por un momento a no empatizar sobre los sentimientos del otro.

En esta circunstancia, es importante y necesario, contemplar un poco para poder pensar, hablar y actuar desde el amor; respetando los sentimientos de la pareja, permitiendo que los procese y viva como su alma lo necesita, siempre volviendo a ese vínculo que une, para poder estar presente el uno para el otro.

Amar es respetar y dejar que cada quien viva su proceso, cada persona tiene una forma diferente de sentir y sanar, la mejor forma de demostrar amor es comprendiéndola, manteniéndote cerquita, para entregar el apoyo que el otro pueda necesitar, sin reproches ni cuestionamientos.

Es importante entender que, en este proceso de pérdida, el apoyo entre los miembros de la pareja es clave y debe ser mutuo, no unidireccional.

De igual forma que tomar la decisión de ser padres fue

un trabajo completamente en equipo, porque ser padres es una elección de vida para ambos, siendo este ser que no pudo nacer, alguien a quien le dieron vida en conjunto, aunque seamos nosotras la cuna física de ese bebé que estaba en camino, tanto mamá como papá viven una pérdida, bajo diferentes contextos y sentimientos.

Por otra parte, también puede suceder que el padre, a veces aplace su dolor para enfocar su atención en el bienestar de la madre, su pareja, además, cuidarla al cien por ciento, considerando que es quien tuvo la pérdida física y tangible.

Este foco de atención y cuidado, puede hacer que el tiempo transcurra y al no haber vivido su pérdida paternal como corresponde, puede que la vivencia internamente se transforme en "nada pasó" y falte una conciencia real sobre su dolor, lo que puede generar consecuencias emocionales importantes a largo plazo para el papá.

El entorno social y familiar suele también darle mayor relevancia a la madre en las pérdidas, a veces incluso desplazar el espacio del padre con ella, lo que no es bueno ni sano para la pareja, el entorno es importante, sin embargo, el padre, debe ser el principal compañero y apoyo de la madre en este momento, por lo que representa ante la pérdida.

El entorno nunca debe ser un obstáculo para la intimidad de la pareja ante este contexto; además, el papá como figura masculina del hogar debe recibir el apoyo correspondiente.

Cualquiera puede ser padre, pero solo uno verdadero ama y siente profundamente con todo su ser a sus hijos, los acompaña y apoya hasta el fin de sus días.

Tu pareja, tu compañero y aliado más importante.

Nos hemos dedicado hablar de forma bien enfatizada del dolor y proceso de sanación de la madre después de la pérdida de un bebé, sin embargo, no debemos dejar a un lado el proceso del padre, es indispensable tomar en cuenta que él también perdió un hijo.

En títulos anteriores, dejamos por sentado, que ellos como padres también viven y sienten el dolor, aunque sea de forma diferente, no solo porque es un hecho que cada persona es un mundo emocionalmente, sino porque no son la cuna física de ese bebé que perdieron, por lo que las sensaciones son completamente independientes y distintas.

Es importante considerar, que el padre, siendo el coprotagonista de la historia de pérdida vivida, debe ser el más importante compañero y aliado durante el proceso de vivencia de luto o sanación, esto siempre dentro del respeto y comprensión de la forma independiente de vivir, sentir y recuperar de cada uno ante las circunstancias.

Por lo que es clave para el proceso de ambos, que por un lado se den el espacio de vivir sus sentimientos como cada uno necesita, pero a su vez, permanecer cerquita para apoyarse mutuamente.

Para nosotras como madres y poseedoras únicas de ese

síntoma de cuna física vacía, posterior a una pérdida, es trascendental ir de la mano con esa persona tan importante como es el padre del bebé, con el que de forma conjunta concebimos a través del amor.

Esto nos ayudará más fácilmente a llevar a cabo el proceso de sanación física y emocional, pero sobre todo a la transformación y crecimiento que tanto necesitamos después de una pérdida tan dolorosa.

Cada persona es responsable de sus pensamientos, emociones, elecciones de vida y felicidad, pero definitivamente tu pareja, es un pilar y complemento importante en todo este proceso, en mi caso puedo dar fe que su compañía y apoyo fueron fundamentales.

Si no tienes a tu lado una pareja que te apoye en esta circunstancia, no dudes en buscar apoyo de esas personas cercanas en la que más confías y crees que te pueden acompañar en este proceso de dolor, pero, sobre todo, de sanación.

La verdad ante los hermanos del Bebé perdido

Como parte del proceso de sanación familiar ante la pérdida, los hermanos del bebé son importantes, no debemos ocultarles un acontecimiento tan trascendental.

Si queremos hacer parte de la historia familiar la pérdida de nuestro bebé, no podemos ocultarlo a parte de sus miembros más importantes, en este caso los hermanos.

Es necesario que en el momento adecuado sean partícipes del suceso de pérdida familiar, ya que, independientemente de la edad que tengan, son inteligentes y perceptivos, se dan cuenta que mamá y papá no están bien por alguna razón, por lo que se debe buscar la forma adecuada y sana de involucrarlos.

Esto también fortalecerá la relación y vínculo familiar, al sentirse incluidos y considerados en un contexto tan significativo, aprendiendo sobre la empatía en general, con sus padres y dentro del núcleo familiar, al darse cuenta que pueden ser un punto de apoyo apreciado.

Adicionalmente a ello, si ya estaban informados y con la ilusión sobre la espera del hermanito, también deben vivir la pérdida sanamente junto a papá y mamá, aprendiendo desde temprana edad que está bien estar triste ante una pérdida, pero también a no sentirse excluidos, ya que, esto puede generar un deterioro sobre su relevancia como miembro del núcleo familiar.

Se debe también contestar todas sus dudas y preguntas sobre el triste evento, con paciencia, amor y sin subestimar su entendimiento, siempre manejando el detalle de acuerdo con la edad que tengan, para no exceder al respecto.

Cuando se pierde un bebé y se tienen otros hijos, no podemos dejarlos a un lado, debemos recordar que siguen necesitando de sus padres, independientemente de lo que pasó, son el presente más importante, deben tomarse en cuenta y valorarse, ante todo.

Círculo de apoyo cuando pierdes un Bebé

Cuando pierdes un bebé, el apoyo y comprensión de las personas que te rodean es sumamente importante, sobre todo, si se trata de las mujeres que, de alguna manera, forman parte de tu entorno.

Somos nosotras, quienes tenemos esa fibra emocional especial, por poseer esa esencia e instinto maternal natural, por lo que, cuando nos prestan apoyo otras mujeres en momentos difíciles, como parte de esa tribu a la que pertenecemos, tenemos un efecto sanador especial.

También te encuentras en el camino, algunas mujeres que sin tener ninguna relación contigo o sin formar parte de tu vida, simplemente se conectan con tu pérdida y dolor, eligiendo estar presentes para ti, lo que es aún más especial, por esa naturaleza empática y ese vínculo natural femenino que puede generar una conexión instintiva e instantánea.

Siempre agradezco de corazón a las mujeres, que de alguna forma estuvieron allí presentes, cuando perdí a mi bebé y en mi proceso de recuperación emocional, bien sea con un gesto, un abrazo o con las palabras acertadas que ayudaron a levantarme.

Escenarios como éstos, en donde solo nosotras podemos ponernos en los zapatos de la otra, generan vínculos únicos y especiales. Sin que esto signifique que, en ese contexto de apoyo, los hombres no puedan aportar presencia y valor importante para las mujeres que aman y están pasando por circunstancias difíciles.

Si tienes una mujer que te ama, que sabe que estás pasando o has pasado por esta situación; permítele llegar a ti para apoyarte, siempre y cuando, su intención no venga a juzgar, cuestionar o cuantificar tu dolor, ni caiga en comparaciones con otras pérdidas, que no establezca o evalúe un tiempo para tu tristeza y sanación, pero, sobre todo, no desvalorice tu luto, cada quien lo vive de forma individual; el regalo más especial en estas circunstancias, siempre será su comprensión, presencia física o espiritual y, sobre todo, su amor.

Las palabras frías y desacertadas, pero sobre todo la falta de empatía, puede generar mucho dolor en una mujer que acaba de perder un hijo, llegando a marcar su proceso de sanación e incluso, a romper irreparablemente el vínculo con esa persona que no supo ponerse en sus zapatos.

No debemos dejar de tomar en cuenta, que la pérdida de un bebé, bajo cualquier circunstancia perinatal, es el quebranto por un hijo, no importa el tiempo de embarazo o si el bebé no llegó a nacer, igualmente sentimos tristeza.

Si tuviste una pérdida y contaste con la presencia de mujeres lindas, que te abrieron su corazón para apoyarte, agradéceles con el alma por estar presentes, exprésales cuánto las quieres y si te suenan todas estas palabras, hazles saber que las recordaste.

Piensa que, algunas mujeres se conectan con tu pérdida, porque probablemente ya tuvieron una, las une la valentía y el amor, y están dispuestas a estar presentes para ti, aunque eso implique, revivir su propia pérdida y dolor.

Cuando la pareja no es parte del presente en una pérdida perinatal

Hemos incorporado en la línea de contenido de este libro, la relevancia del apoyo de pareja y las personas que te rodean , pero no podemos dejar a un lado las situaciones reales y existentes, en donde por diferentes razones el padre o pareja del bebé no está presente.

Son infinitas las razones y el objetivo de este título no es profundizar en ellas, sobre todo pensando que el Universo al respecto puede ser infinito, sin embargo, dichas razones, pueden envolver la vivencia de la madre ante la pérdida, haciéndola más compleja y dolorosa.

En este sentido, es importante para las madres que no tengan un compañero, apoyarse en su Universo femenino más cercano o incluso, en el Universo masculino que de alguna manera forme parte de su vida.

Lo importante realmente, es comprender que nunca estás sola y que este dolor puedes afrontarlo en compañía de algún ser querido de confianza, no es indispensable tener una pareja para salir adelante y sanar esta circunstancia.

No permitas que no tener pareja sea una razón para no vivir la pérdida perinatal como corresponde, no tengas miedo de mostrar tu estado de vulnerabilidad y pedir apoyo en otras personas, esta ausencia no te exime de vivir tu proceso de dolor adecuadamente, con o sin presencia paterna debes vivir tu duelo, superar la pérdida y avanzar.

El instinto y el tiempo para sanar

Hemos venido reforzando en páginas anteriores que, cada persona tiene un proceso y un tiempo diferente para sanar y esto depende de diferentes factores, como lo son la personalidad y carácter individual, vivencias o experiencias pasadas y la capacidad de resiliencia.

Sin embargo, lo que nos va ayudar a descifrar cómo debemos vivir el dolor que tenemos, es nuestro instinto.

Nadie nos puede decir como nuestra mente, alma y corazón debe vivir o sanar circunstancias como éstas, es nuestro propio y verdadero yo interior, el que puede llevarnos por el camino correcto, es nuestro propio instinto que nace de la verdad de lo que somos, el que nos puede conducir por nuestro auténtico proceso de resiliencia.

Esto no significa, que no recibamos ayuda de otros, sino que a pesar de toda la ayuda que podemos aceptar del entorno y todo nuestro Universo, está dentro de nosotros la elección de cómo vivir y sanar de la forma más adecuada.

Reconocemos nuestro instinto, cuando en silencio y en conciencia de nuestro cuerpo, emociones y sentimientos, nos vemos por dentro, escuchando esa voz interior que nos dirige como una brújula.

Esa brújula nos va a dar las directrices y la dirección que debemos seguir, el camino que necesitamos transitar para llegar a donde queremos, pero sobre todo el tiempo adecuado.

No hay tiempo exacto para sanar, cada quien transita un camino que define un tiempo diferente, la prisa es la peor consejera en estos momentos, hay sentimientos, emociones y pérdidas difíciles de afrontar, por lo que debemos respetar ese espacio individual para procesar.

Tu instinto y tiempo es la mejor combinación en este proceso, la ayuda externa es importante, no la deseches, agradécele y aprovéchala para tu bien, pero también, si sientes la necesidad de respirar y tomar un espacio para guardar algunas cosas solo para ti, también es válido.

Todos a su debido momento, sigue tu instinto y con el tiempo, encontrarás ese camino de resiliencia que tanto necesitas.

Lo que mi Bebé Estrella me vino a enseñar

Un Bebé Estrella es el que concebimos, estuvo en nuestro vientre e incluso a veces puede llegar a nacer, pero finalmente estuvo fugazmente en nuestras vidas para irse al cielo, es un bebé que perdemos en un contexto intrauterino o perinatal.

Es completamente real que cuando perdemos un bebé sufrimos mucho, pero también, es importante visualizar lo que nos vino a enseñar o decir esa pequeña vida, en el corto tiempo que pasó con nosotras.

En el momento que perdí mi bebé, la única forma de sanar y entender por qué no estaba, fue hallando dentro de mí los aprendizajes que me dejó, pero, sobre todo, el haberme afirmado algunas cosas que tenía miedo de manifestar en vida; además de darme el regalo de recibir una energía tan transformadora como lo es concebir y llevar un ser humano en mi vientre.

Es totalmente cierto que el tiempo de Dios es perfecto, aunque a veces, no lo comprendemos o sentimos que no estamos preparadas para algunas cosas por las que decide hacernos pasar, pero luego te das cuenta, que tarde o temprano todo pasa por una razón, incluso para que más adelante, todo sea mucho mejor.

Al día de hoy, tengo tantos aprendizajes que contar, que solo entiendo que ese bebé que ahora es una estrella, hizo una pasada muy corta por mi vida, para lograr en mí una evolución auténtica, pero, sobre todo, para afianzarme algunas creencias positivas y empoderadoras, que, en el fondo de mí, tenía mucho miedo de aflorar, por tantas barreras y tabúes que aún existen en nuestra sociedad, corrompiendo las verdaderas personas, mujeres y madres que queremos ser para el mundo.

Cuando perdí mi bebé entendí, que pasó por mi vida para terminar de sanar vivencias con mi árbol genealógico, las cuales habían generado muros y causado dolor en mi infancia, para hacerme entender que solo yo podía elegir, romper con toda esa vibración negativa que me habían traspasado mis padres, pero, sobre todo, la intoxicación y dolor de una relación disfuncional con mi madre, para que la generación de mis hijos llegara sana, limpia y feliz.

Todos estos cambios, me llevaron a un estado de fortaleza plena y me empujaron a convertirme en la mujer que quiero ser para mí y para el Universo, sin miedos, tabúes, ni paradigmas tontos, que no me dejaban crecer como ahora lo estoy haciendo.

Hoy me levanto sin miedos y barreras en mi camino, hoy mi propósito y mis sueños están más firmes que nunca.

Después de esa pérdida, puedo decir que estoy lista para ser una madre más sana y feliz, pero, sobre todo, entendí que puedo compartir la maternidad con esa búsqueda constante de cumplir mis sueños, porque los hijos son el motor más potente para ello.

Nunca olvidaré, que soy la madre para siempre, de un bebé estrella que vino a hacer una transformación en mí, aunque vengan otros bebés, el siempre tendrá un lugar importante en mi corazón.

Mi bebe estrella, tuvo un paso corto por mi vida, pero con un gran significado.

Capítulo III

Un nuevo comienzo

La pérdida de un hijo nos cambia; no por los primeros días, semanas, meses o años; nos cambia para siempre

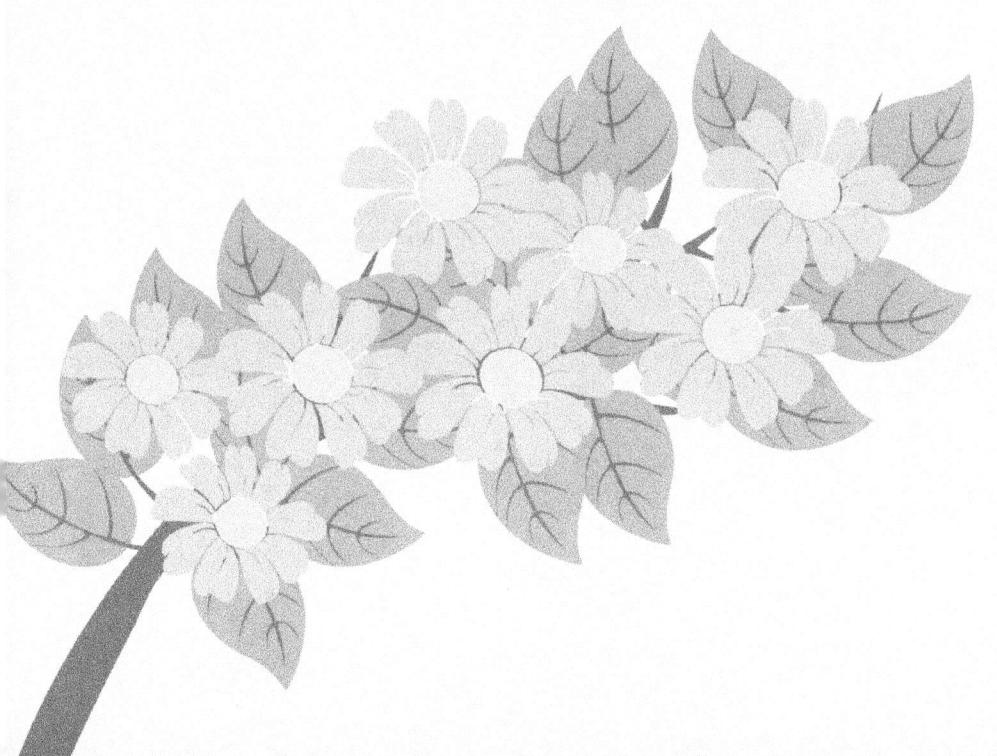

Resiliencia y Acciones potenciadoras para tu alma

Después de 5 meses muy duros emocionalmente tras haber perdido mi bebé, entramos en cuarentena por el COVID-19, lo que significó un gran desafío de resiliencia para mí.

Los dos primeros meses de encierro, fueron de gran retrospección, me di cuenta que me estaba enfermando del alma, que no podía seguir así, porque me iba a perder en el dolor y llegaría el momento en que no habría retorno.

El confinamiento me dio la oportunidad de tener un espacio de encuentro conmigo, estando en casa, en silencio por semanas y en compañía de mi esposo.

Recomencé dándome cuenta que, había estado trabajando en mi salud física para poder embarazarme de nuevo, pero no en mi recuperación emocional. Había estado en consulta psicológica, mejorando algunas cosas, pero sin ser completamente sincera conmigo, sin buscar en lo profundo de mí lo que estaba haciéndome daño.

Reconocí a cada una de esas personas y mujeres poderosas que, en consciencia de mi pérdida, estuvieron presentes conmigo dándome apoyo y afecto sin nada a cambio, con ellas generé un vínculo emocional muy especial.

Tenía tiempo pensando en empezar un proyecto de escritura, siempre me había gustado escribir y teniendo tantas experiencias sobre resiliencia personal por un antecedente familiar tóxico y doloroso, quería contar mi historia, quería contar mi largo proceso de crecimiento y redirección, por lo que tomé mi pérdida intrauterina como una palanca de inicio.

Empecé escribiendo como terapia, para soltar todo el dolor que llevaba por dentro; escribir lo que sientes, te ayuda a darte cuenta de cosas que no tienes conscientes; en el proceso descubrí muchas vicisitudes que estaban bien profundas en mí y haciéndome daño, para poco a poco conseguir mi propia fórmula de sanación.

Abrí un blog en Instagram, para escribir sobre mi pérdida y todo mi proceso, con la finalidad única y generosa de ayudar a otras mujeres en circunstancias similares, a no sentirse solas, siendo las pérdidas intrauterinas o perinatales, aún en este siglo 21, un tema que se esconde debajo de la alfombra.

Este espacio para narrar mi bitácora, me permitió encontrar y leer muchas historias de mujeres que han tenido pérdidas de bebés, logrando conectarme profundamente con ellas y ellas conmigo, para sanarnos las unas a las otras como una tribu.

Empecé a tomar talleres sobre propósito de vida, que me ayudaron muchísimo a reencontrarme conmigo, a reencaminarme y en conjunto con mis consultas psicológicas, fue cuando poco a poco empezó la sanación, pasando de mi estado de sufrimiento, a un estado de total crecimiento y empoderamiento personal.

Finalmente escribí éste, mi primer libro, para contar toda esta experiencia vivida, pero sobre todo ayudar a otras mujeres en su proceso de pérdida y recuperación.

Hoy quiero contarte en este pequeño espacio, algunas de las acciones que apliqué, para sanar poco a poco mi corazón.

No debemos ignorar que, cada mujer y cada persona en general tienen un tiempo y una forma distinta de sentir y sanar, sin embargo, quizás algunas de mis recomendaciones te pueden funcionar:

1. Rompe con la culpa y acepta que sucedió, cuando un bebé no llega, es porque la naturaleza del cuerpo es sabia, intenta no sentirte culpable.

2. Permite que su alma se vaya tranquila. Cuando estuve lista para esto, encendí una vela y conversé con él, es lo más sano para ti y el mejor regalo que le puedes dar a tu Bebé Estrella, dejarlo ir en sana paz.

3. Vive y siente el dolor, todo el tiempo que necesites y desde lo más profundo de ti, para poder sanarlo.

4. Permite que tu pareja viva su dolor, de la forma que sienta y crea, no olvides que son pareja, pero son personas diferentes

5. No te abandones, en cuanto estés lista, vuelve a retomar tus rutinas de cuidado y salud personal, es sano para ti y para una futura búsqueda de bebé

6. Apóyate en tu pareja lo más posible, es tu más importante aliado en esta circunstancia, el también perdió un bebé

7. Ábrete a recibir apoyo, cariño y compañía, de otras personas que en verdad están preocupadas por ti, el amor es la mejor medicina.

8. Permítete escuchar experiencias de otras mujeres, te darán fortaleza para avanzar y te harán sentir que no estás sola.

9. Expresa tus sentimientos, conversando con tus seres queridos y si no te sientes lista, empieza haciéndolo con lápiz y papel, podrás darte cuenta de muchas cosas que no tenías conscientes.

10. Intenta no buscar un nuevo embarazo hasta que no sanes la pérdida del primero, un Bebé Arcoíris seguramente vendrá con un huracán de emociones encontradas

11. Practica todo lo que te hace feliz, todo lo que tu corazón te pida, sola o con las personas que amas.

Salud post pérdida perinatal

Tu salud, es lo más importante en la recuperación de la pérdida de un bebé.

En mi experiencia, mantener el cuidado de mi salud, fue mi caballito de batalla más fiel.

No debemos abandonarnos después de una pérdida

tan dolorosa, ya que, el no estar sanas, empeora tu circunstancia emocional y, además, no te ayudará a la hora de querer buscar un Bebé Arcoíris.

En mi caso, sufriendo de un Hipotiroidismo de Hashimoto crónico, el cuidado de la salud siempre ha sido fundamental, me costó mucho tiempo y constancia mejorar mi condición tiroidea y esto fue clave a la hora de salir embarazada antes de mi pérdida, por lo que, no podía rendirme, tenía que seguir cuidándome, por mí y por el futuro bebé que pudiera venir.

Cuando mi recuperación física lo permitió, retomé mi rutina de ejercicios, mi bicicleta para ir al trabajo y mis fines de semana trotando.

La alimentación es clave, ciertamente en los días de mayor tristeza, me autocastigaba con unas bombas calóricas súper dañinas, esto es válido momentáneamente, pero volví a mis hábitos alimenticios sanos y equilibrados.

Por último y no menos importante, me dediqué hacer solo lo que me hacía feliz, me regalé por un tiempo el evitar por completo compromisos, relaciones y actividades que no me llenaban.

Hacer actividades que te gustan, está comprobado científicamente, que activa la producción de endorfina, dopamina y serotonina, las hormonas de felicidad, lo que evidentemente le ayuda a tu mente, tu cuerpo y tu alma a recuperarse.

Las hormonas de la felicidad son las responsables, de

que nuestro mal día desaparezca cuando estamos llevando a cabo una actividad que nos gusta o nos apasiona. Las endorfinas, dopamina y serotonina; cuando se producen en el cerebro, estimulan centros de placer, que nos permiten sentirnos en sintonía con nuestra paz, aliviándonos cualquier malestar mental, emocional o físico.

Entre las cosas que hacía para activar mis hormonas de felicidad incluí, paseos por la playa y en general mucho contacto con la naturaleza, leer un buen libro, escribir sobre cualquier tema que me apasionara, ver una buena película, cuidar mis plantas, abrazar y besar a las personas que quiero, compartir con personas que me alimentaran el alma, comer sano pero rico, montar mi bicicleta o trotar al aire libre, bailar y cantar con mi esposo, entre otras cosas.

Tú puedes buscar tus propias actividades que te apasionen y te hagan feliz, no necesariamente deben ser las que mencioné, lo importante es que realmente las practiques porque te gusten a ti, que verdaderamente te aporten algún valor, que sean sanas, positivas y sobre todo que activen tus sensaciones de placer y plenitud.

Todas estas acciones, relacionadas completamente con la salud emocional y física, no me ayudaron a eliminar mi dolor de madre por la pérdida de mi bebé, el dolor nunca desaparece por completo, pero si me ayudaron a sentirme mucho mejor, a encontrarme conmigo misma, a tener más ánimo y fortaleza, pero sobre todo a reconciliarme con el Universo por la circunstancia tan difícil que me había puesto en el camino.

Estos cambios, me llevaron a vibrar en una energía positiva y regeneradora, la que poco a poco, me condujo a traspasar la fase de luto a un estado de crecimiento total.

No olvides que, en tu núcleo familiar, eres importante y seguramente te necesitan sana, aunque te lleve un tiempo recuperarte, y, además, si quieres volver a ser mamá, debes cuidarte tú primero y estar lista, para poder concebir y cuidar el futuro Bebé Arcoíris que venga.

Escritura terapéutica

Sanar escribiendo, fue y ha sido, mi segundo caballito de batalla en mi recuperación mental y emocional, después de la pérdida de mi bebé.

Siempre me ha gustado escribir, porque es la forma como puedo expresarme con más libertad; nunca me enseñaron en casa a ser comunicativa, a desahogarme, a llorar cuando había que hacerlo y hablar con confianza de mis sentimientos.

De muy pequeña, era un poco llorona y mis padres nunca supieron canalizar ese llanto, la respuesta a ello siempre fue "ya va empezar", por lo que, al crecer, adquirí la creencia de que llorar era molestoso para los demás, así que dejé de hacerlo, reprimiéndolo casi por completo.

Muchas veces lo tenía tan reprimido, que después de un cúmulo de circunstancias, explotaba en llanto y me llevaba cuanta cosa podía por delante.

Unos pocos años atrás, cuando empecé el proceso de sanación de muchas cosas vividas en mi infancia, entendí poquito a poco, con ayuda psicológica, que llorar no es malo y en ocasiones es necesario para liberar, sin embargo, cuando perdí mi bebé el dolor fue tan profundo que no sabía cómo expresarlo, por lo que después de meses de reprimirlo, de solo permitir la salida del llanto en ocasiones en donde ya estaba asfixiada, con una quinta menstruación después de la pérdida, mi corazón se permitió drenar todo lo que llevaba adentro.

En ese momento, en donde me permití soltar todo ese dolor, en el que me abrí a escuchar el Universo, que me hablaba de diferentes formas y a través de distintas personas, decidí, empezar a escribir, después de tanto posponerlo.

Empecé con un cuaderno y lápiz, soltando todo lo que se me venía a la mente, así reparé en muchas cosas que no tenía conscientes, sin querer, empecé a hacer introspección, tanto de la pérdida de mi bebé, como de muchas cosas que llevaba por dentro desde la niñez, que afectaban mi duelo, mi proceso de sanación y toda mi vida desde hace mucho tiempo.

Con los días, mi corazón empezó a sentirse mejor y mi mente a abrirse; empecé a encontrarme, a crecer, a transformar todo lo que arrastraba, para finalmente lograr empoderarme, transitar un nuevo camino y seguir adelante sin miedos ni dolor.

Fue entonces, cuando abrí un blog y decidí contar mi historia para seguir sanando, creciendo y a su vez ayudar a otras mujeres a sanar y a encontrarse de nuevo; entre otras oportunidades para explotar mi expresión escrita, como lo han sido algunos talleres de preparación, una columna de prensa digital y este libro, el primero de una futura serie.

Si eres de las personas que le cuesta expresar sus sentimientos verbalmente, escribe; no pienses que para hacerlo necesitas ser una escritora profesional, lo que necesitas es disposición, lápiz, papel y simplemente escribir lo que te dicte tu corazón, cuando termines, léelo y le encontrarás sentido a muchas cosas en ti.

Si encuentras pasión en la escritura y quieres prepararte de forma profesional ¡no te detengas!

Te dejo a continuación un ejercicio para comenzar tu escritura terapéutica de forma efectiva:

• Siéntate en un espacio tranquilo, en el que puedas estar un buen rato sin que te molesten.

• Toma tu cuaderno, un bolígrafo y prepárate para escribir; puedes hacerlo también en tu computadora, pero está comprobado que, el efecto de la escritura a través del lápiz y papel es mucho más efectivo.

• Practica 3 minutos de respiraciones profundas y de relajación.

• Piensa que tema o circunstancia de tu vida quisieras abordar con este ejercicio.

• Apunta todos los pensamientos que te vienen a la cabeza.

• Descubre y analiza qué emociones se esconden detrás

de cada pensamiento.

• Escribe cada emoción junto al pensamiento que le corresponde.

• Reflexiona sobre lo que sientes y piensas.

• Identifica las situaciones que te generan esos pensamientos y emociones, además el por qué.

• Plantéate cómo puedes cambiar esos pensamientos y mejorar tus emociones.

• Escribe la razón por la que te gustaría reformar esos pensamientos y emociones.

• Incorpora mejores hábitos emocionales en tu vida; algunos de los más importantes podrían ser:

1. Vivir desde el amor y no desde el miedo.
2. Aprender a Perdonar.
3. Practicar el desapego.

• Apunta los objetivos que quieres alcanzar con esos cambios.

• Ponte en acción a partir del día siguiente.
Repítelo un ratito a diario o cada vez que lo sientas necesario.

Es importante que tomes en cuenta, que este ejercicio

no es avalado por un psicoterapeuta, es un ritual personal que apliqué, para mi sanación y crecimiento, posterior a un ciclo muy duró en mi vida, la pérdida de mi bebé.

En búsqueda de un propósito, después de la pérdida de un Bebé

Cuando perdí mi bebé, el dolor y vacío emocional fue tan profundo, que me llegué a sentir desubicada en tiempo y espacio, no tenía norte y me había perdido, por lo que entendí que no solo debía sanar, sino que debía buscar un nuevo rumbo, con o sin un bebé en brazos, de lo contrario terminaría en una depresión o con una vida vacía y sin sentido.

Es por ello, que no sólo trabajé en la sanación de mi pérdida, sino que, cuando estuve lista, emprendí un proceso de cambio interno y externo para reencontrar un propósito que le diera una nueva visión a mi vida, lo que fue clave para sellar con broche de oro mi sanación.

Como parte de ese propósito, está en mí ayudar a otras mujeres que han pasado por este mismo contexto, por lo que te quiero compartir, los tips que me ayudaron a rencontrarlo y además, a reencontrarme.

Es importante considerar que, la búsqueda de propósito, debe estar acompañada del proceso de sanación de la pérdida, de lo contrario podemos elegir un camino equivocado y basado en las circunstancias de dolor.

Te punteo los tips a continuación:

1. Empieza a pensar y vivir en libertad, bajo tus propios términos, eligiendo y trabajando en lo que realmente quieres para ti.

2. Desaprende hábitos, creencias y emociones limitantes, para que descubras otros más positivos y empoderadores.

3. Reconócete tal y como eres, muestra tu propia verdad, para que puedas encontrar la mejor versión de ti misma.

4. Pregúntate qué quieres para ti, cómo te visualizas, crea una mejor versión de ti misma, cómo sueñas verte en algunos años más.

5. Empieza a ponerte en acción, reinventándote y tomando aprendizajes de lo vivido, para construir poco a poco ese camino por el que quieres andar.

6. No olvides que los cambios no son de la noche a la mañana, que debemos prepararnos, trabajarlos y ser nuestros propios arquitectos de vida.

7. Conéctate con tus valores, habilidades, dones, vocación, esencia, pasiones, tu historia de vida y en el proceso, encontrarás ese propósito que tanto buscas.

8. Cuando encuentres ese algo, que le da total sentido a tu existencia y vida; habrás encontrado tu propósito.

En lo que a mí respecta, después de dedicar largos meses a profundizar en a cada uno de estos consejos, descubrí no solo que quería dedicarme a escribir, sino que tenía muchas experiencias de vida como persona, pero sobre todo como mujer, que, con resiliencia, me podían permitir apoyar a otras mujeres que podían haber pasado o estar pasando por circunstancias similares.

Ese descubrimiento, fue el primer impulso que me llevó a emprender el camino de la escritura, desarrollando mi primera herramienta y canal de comunicación escrita, un blog sobre contenido positivo y transformador para mujeres, madres y futuras madres.

Además, empezar a prepararme para poder construir y trabajar sobre ese propósito que estaba tomando forma, comprendiendo con ello, que me falta mucho camino por recorrer, mucho por aprender y crecer, para poder dar lo mejor de mí.

Lo más importante de todo, es que ya tengo la esencia de mi propósito definida, estoy en acción y ya no tengo miedo de reinventarme, lo que sigue son las tres P, simplemente pasión, paciencia y perseverancia; no tengas miedo de emprender tu propia búsqueda.

Reconciliándote contigo misma, después de la pérdida de un Bebé

En títulos anteriores, he venido compartiendo información para auto ayudarnos en la recuperación post pérdida perinatal, desde acciones potenciadoras de la resiliencia, hasta hábitos de recuperación de salud, rituales de escritura terapéutica y reencuentro de propósito de vida.

Quiero cerrar esta seguidilla de temas, con algunas recomendaciones para reconciliarte y encontrarte contigo, además de volver a empoderarte, lo que es clave para sellar con broche de oro el proceso de sanación y empezar un nuevo capítulo en tu vida.

Estas sencillas recomendaciones te ayudarán, a fortalecer por completo tu crecimiento y transformación personal:

- Sé tú misma, tal cual cómo quieres proyectarte para el mundo, no tengas miedo de mostrar tu vulnerabilidad, sobre todo en circunstancias difíciles.

- Ámate cómo eres, nadie te amará más que tú.

- Ama tu cuerpo tal como es, ayúdalo a estar sano por dentro y por fuera, manteniendo rutinas positivas y saludables, que te ayuden incluso con una nueva búsqueda de Bebé Arcoíris.

- Valórate por tus pequeños y grandes logros, incluso por superar esta pérdida.

- Respétate y ten compasión contigo, no te juzgues por esta experiencia vivida, circunstancias como éstas, siempre serán un aprendizaje para tu evolución, nunca una definición de lo que eres.

- Reconócete en tu mejor versión y como arquitecta creadora de tu vida, para que empieces a construir un nuevo capítulo con los aprendizajes adquiridos.

- Rompe con miedos y paradigmas, se valiente y sal al

mundo a conquistar lo que quieres.

- Comprométete contigo misma.

- Se libre, define un propósito de existencia y crea abundancia en ti para vivir plenamente.

Practícalas a diario sin obsesionarte, todos los días no son iguales, lo importante siempre es no perderte a ti misma en el camino.

La nueva persona que soy, después de la pérdida de mi Bebé

Después de un largo camino de duelo; desde lo físico a lo emocional y de lo emocional a lo espiritual, logré poco a poco, cerrar una etapa agridulce y de mucho aprendizaje.

Crucé la barrera del dolor y de miedo profundo hacia la resiliencia y el crecimiento; al día de hoy, tengo tanto que contar, que estoy segura que no soy la misma persona, mujer y madre que cuando inició mi embarazo.

Sufrí mucho cuando perdí mi bebé, pero también, a través del proceso de sanación entendí y conscienticé la razón por la que mi Bebé Estrella vino a mi vida a pasar un corto pero valioso tiempo.

Nada de lo que sucede en nuestras vidas es en vano, todo tiene un propósito y razón de ser del Universo para ti, siempre y cuando decidas aprender y avanzar con ello.

A veces debemos pasar por ciertas circunstancias para abrirnos y darnos cuenta que necesitamos transitar por un mejor camino, desbloqueando esa mejor versión que tenemos guardada y reprimida en nuestro interior, haciendo que nuestro propósito de vida sea mucho más valeroso y potenciador, haciendo por consiguiente, que el tránsito por la vida sea mucho más feliz.

Hoy puedo valorar mucho más el presente con lo que tengo, desapegarme sanamente con menos sufrimiento de lo que no puedo tener, no tengo miedo de ser lo que mi verdadero yo quiere ni de ir por lo que realmente sueño; hoy estamos y mañana quizás no, la existencia transcurre rápido, hay que vivirla, aprender en el proceso para con ello, seguir adelante en un mejor sendero.

Finalmente aprendí, a ser una mujer y una madre más libre, consciente y feliz, lo que definitivamente me fortalecerá en mi proceso de maternidad arcoíris.

¿Cuándo estás lista para emprender una nueva búsqueda de Bebé?

Empezando por el punto clave de partida, el tiempo de cada mujer es diferente, bajo cualquier contexto emocional y a la hora de sanar pérdidas, en general el tiempo de sanación de cualquier persona bajo circunstancias de dolor, es distinto.

Por un lado, es importante darse tiempo, no apresurarse ni exigirse estar bien, para buscar otro bebé o en general para seguir adelante, aunque la familia, la sociedad nos presione para salir adelante, para ser las de antes.

Nunca una mujer que ha perdido un hijo, bajo cualquier contexto, volverá a ser misma.

Cuando hablamos específicamente de estar bien para emprender una nueva búsqueda, hay diferentes factores importantes; uno de ellos es la salud física, es decir, que el médico especialista de la aprobación sobre las circunstancias adecuadas del cuerpo para volver a concebir un bebé.

Otro punto tiene que ver, con el estado emocional de la madre después de esa pérdida, es importante considerar, que si no la hemos sanado y normalmente un embarazo es un torbellino de emociones, como podría serlo si va acompañado de dolor.

Algunos médicos mencionan, que emocionalmente una madre puede estar recuperada para un nuevo embarazo, un año después de la pérdida o por lo menos mínimo 6 meses.

Cuando perdí mi bebé quería salir embarazada de inmediato, con el tiempo entendí que lo mejor era esperar un espacio de tiempo, porque, cómo gestionar un nuevo embarazo emocionalmente, si aún no has superado el que perdiste, puede ocasionar un embarazo angustioso y reconectado con la pérdida anterior, por lo que sería negativo para la salud del nuevo Bebé Arcoíris y la madre. Además se afectaría considerablemente el disfrute natural de esta nueva experiencia.

Toma el tiempo que necesitas para sanar, eres tú la que decide cuando estás emocionalmente lista para emprender una nueva búsqueda.

En búsqueda de un Bebé Arcoíris

Un Bebé Arcoíris es, el que llega después de haber tenido una pérdida intrauterina o perinatal, es decir, el que viene a traer luz y color a nuestra vida después de una tormentosa pérdida de bebé al que llamamos estrella.

Cuando llega el momento de empezar una nueva búsqueda de bebé, después de una pérdida que te destrozó el corazón, se crea en nosotras un remolino de sentimientos.

Lo primero que sentirás son ansias por saber cuándo tu cuerpo estará listo para ello, en mi caso, agradezco a Dios y a mi Doctor que, en enero de este año, dos meses después de mi pérdida, mi cuerpo estaba sano y listo para concebir, pero lo más complejo, no estaba emocionalmente lista y, el cuerpo puede detectar eso.

La tristeza era sumamente profunda, estaba simplemente anclada en mí y por más que ansiaba volver a concebir, todavía tenía el luto a flor de piel.

En los siguientes meses, cada vez que me venía la menstruación, la oscuridad golpeaba mi corazón, pasaba por lo menos dos días ahogada en lágrimas, reconectada nuevamente con los recuerdos de mi embarazo anterior y la pérdida, en un desconsuelo y angustia que colapsaba mi mundo.

No olvidemos, que todos los hijos que estuvieron en nuestro seno, dejan huella y los que estuvieron por poco tiempo, también, las células fetales pueden permanecer en el cuerpo de la madre hasta más de veinte años después del embarazo, a pesar de la pérdida

Por lo que, además de ese vínculo irrompible con el bebé que perdí, que permanecía encajado en mi ser y a flor de piel, en todo momento se me cruzaba un sinfín de miedos, uno de ellos era el no poder volver a embarazarme por mi problema de Hipotiroidismo como también, el miedo de embarazarme y volver a tener una pérdida, simplemente sentía que no lo iba a poder soportar.

En fin, tenía una inevitable montaña rusa de sentimientos, que definitivamente no me permitían lograr la concepción, ya que la mente y el estado emocional son capaces de alterar el equilibrio de nuestro organismo, por ello el estrés o los bloqueos mentales pueden dificultar el embarazo.

Con el tiempo, apoyo emocional, además de mucho amor; poco a poco fui sanando y asimilando que, mi salud física en complemento con mi salud emocional y la confianza en lo que Dios tiene preparado para mí, tarde o temprano habría un milagro de alguna manera, de forma natural, con ayuda de la ciencia o simplemente siendo mamá de algún niño que necesite un hogar en alguna parte del mundo.

El Universo te regala muchas formas de ser madre, solo debes ver la vida a través de otro lente y estar abierta a recibir lo que vendrá.

En ese mismo camino de sanación también comprendí,

que siempre sería mamá de ese bebé que había perdido y que ahora estaba como una estrella en alguna parte del Universo; un Bebé Arcoíris nunca viene a hacernos olvidar u ocupar el puesto del Bebé Estrella que perdimos, siempre habrá espacio en el corazón de una madre para llevarlos a ambos por siempre.

Fertilidad en pareja, el milagro de concebir

Cuando quieres buscar un bebé, el trabajo en equipo es súper importante, no solamente nosotras debemos cuidar nuestra alimentación y tener hábitos más saludables, para ayudar con la fertilidad y un futuro bebé más sano, nuestra pareja también.

No soy doctora, por lo que siempre lo recomendado es conversar con tu doctor o especialista; pero les quiero hablar sobre mi experiencia en la búsqueda de bebé, teniendo un diagnóstico de Hipotiroidismo de Hashimoto crónico, que me impedía embarazarme más fácil que otros casos de búsqueda, dentro de un contexto de salud más normal.

En 2018, decidimos empezar nuestro proyecto más grande de vida, ser padres. Teníamos varios meses sin cuidarnos, dejando que las cosas se dieran solas, pero nada pasaba, por lo que en diciembre del mismo año nos propusimos enseriar la búsqueda y realizar mi control tiroideo.

Con un antecedente familiar hipotiroideo, que empezaba desde mi abuela materna, recaía en mi mama y algunas de sus hermanas; tenía 10 años sufriendo de la tiroides, con unos valores regulares, pero dentro del mismo diagnóstico crónico y no ideal para lograr un embarazo.

El hipotiroidismo de Hashimoto, es una enfermedad inmunológica de la tiroides, en donde inexplicablemente, el sistema inmunológico ataca la tiroides, te altera su funcionamiento y por ende la segregación de hormonas indispensables para todo metabolismo del cuerpo.

Cuando voy al endocrino con todos mis exámenes de rutina, la doctora me indica que no iba a poder embarazarme, a menos que siguiera sus indicaciones al pie de la letra. Tenía el TSH alterado, que es una de las hormonas tiroideas claves para el embarazo, además la prolactina y la progesterona que son hormonas fundamentales del embarazo y por último la insulina que es clave en el funcionamiento de los ovarios.

Durante más de diez años, había sufrido de la tiroides y me mantenía controlada, pero no como para salir embarazada. Así que, si quería ser mamá, tenía que poner de mi parte, por lo que me sometí a 8 meses de tratamiento, en donde subieron mi dosis de Levotiroxina para mejorar el funcionamiento de mi tiroides, cambiaron mi dosis de Metformina para la insulina y me dieron un tiempo de dosis de Cabergolina para bajar mi prolactina, que estaba alta. Esto lo tuve que acompañar con una alimentación muy consciente, guiada con una nutricionista y hacer más constante mi rutina de ejercicios, que ya practicaba, pero no con completa constancia y eficiencia.

En paralelo, mi esposo se hizo su propio chequeo y gracias a Dios todo estaba bien, es importante acotar, que él fue clave en todo este proceso, fue un trabajo completamente en equipo, incluso a la hora de tomar la decisión de ser padres, el mejor consejo que puedo dar es que sea una decisión mutua, porque ser padres es una elección de vida para ambos, aunque la palabra final sea de nosotras por ser la cuna física de ese bebé que vendrá en camino.

Cuando mis valores lograron estar perfectos para salir embarazada, pasamos a una nueva etapa, en donde debíamos cuidar más nuestros hábitos cotidianos, para facilitar la concepción y asegurar la salud del futuro bebé.

Por lo que, ambos empezamos a consumir Ácido fólico y vitamina D3, que es indispensable para el desarrollo del bebé y adicionalmente la vitamina E y Q10 para él, lo que ayuda a una producción más fuerte de espermatozoides. Bajamos el consumo de alcohol que afecta el metabolismo general del cuerpo, por lo que afecta la fertilidad y ambos estuvimos alimentándonos muy sano.

Consumíamos 5 comidas diarias y en cantidades muy moderadas, las cuales incluían muchos vegetales de todos los colores, especialmente los verdes, grasas sanas como la de los huevos, aguacate y frutos secos, frutas en varias porciones pequeñas, granos que son un súper alimento, pero, sobre todo, evitando lo más posible, carbohidratos y azúcares malos, ya que afectan de forma considerable, la función de los ovarios y el sistema reproductivo en general.

El punto más importante en esta etapa fue, bajar los niveles de estrés, disfrutar del proceso de búsqueda y con 2 meses más, quedamos embarazados.

Todas estas recomendaciones de vida saludable, funcionan para cualquier pareja que esté buscando bebé, son avaladas por mi médico y están comprobadas científicamente.

Algunos sacrificios son necesarios, para lograr ese sueño tan deseado de ser padres, nosotros, por cosas de Dios, perdimos nuestro bebé a los casi 4 meses de gestación, pero estamos listos y trabajando nuevamente para un nuevo embarazo arcoíris.

Los meses eternos en que la nueva búsqueda es fallida

En algún momento tuviste 4 manos, 4 piernas, 2 corazones y 2 ADN diferentes dentro de ti, ser mamá, es un milagro; con amor, constancia y paciencia puedes volver a lograrlo.

Cuando perdemos un bebé, los primeros meses son muy dolorosos y frustrantes, nos cuesta entender que lo mejor es esperar un poco para que el cuerpo y el corazón estén listos para una nueva búsqueda.

Pasa mes a mes y cada vez que viene la menstruación, es como repetir ese momento de pérdida, recordamos y reconectamos nuevamente con ese momento tan punzante de pérdida, sentimos que la nueva búsqueda es eterna o que nos va dejar el autobús de la maternidad.

Lo que pasa a nuestro alrededor nos afecta de forma más inminente, los embarazos de allegados, cualquier bebé o madre que vemos a nuestro alrededor con sus hijos, sentimos una incertidumbre afectiva muy profunda.

Aparece esa ambivalencia en la que queremos desesperadamente embarazarnos, pero a su vez, tenemos miedo de lograrlo y volver a tener una pérdida, lo cual es completamente normal después de una primera experiencia sin los resultados esperados, es por ello que lo más recomendable es esperar un tiempo adecuado para que el proceso de búsqueda o el nuevo embarazo, no se vean afectados por el torbellino y contrariedad de emociones.

Es muy importante concientizar, que toda la energía emocional que le mandamos a nuestro cuerpo, afecta las posibilidades de concepción, ya que, está comprobado por la ciencia que nuestro estado mental y emocional afecta todo el metabolismo de nuestro cuerpo, incluyendo la fertilidad.

Por lo que, es fundamental que los padres estén tranquilos y relajados emocionalmente para emprender una nueva búsqueda, sin presión y sin secuelas emocionales.

A muchas parejas les sucede, que no tienen ningún antecedente de infertilidad o ningún inconveniente de salud para la concepción y pasa el tiempo y no logran embarazarse, esto precisamente sucede por la presión psicológica y emocional que conecta con el miedo y ansiedad de no lograr el embarazo.

También solemos aferrarnos, a la teoría de que buscar bebé reciente a una pérdida, nos ayuda fisiológicamente a embarazarnos más rápido, por la relativa memoria del cuerpo en referencia al proceso de concepción, lo cual también puede verse afectado por la parte emocional relacionada con la pérdida.

Vive tu proceso de búsqueda tranquila, sin presión, cuida tu salud para estar en las condiciones físicas adecuadas para concebir, en la estabilidad emocional para un embarazo sano, viviendo desde el amor y no en el miedo para recibir a tu Bebé Arcoíris plena y feliz

No te rindas en la búsqueda de un Bebé Arcoíris

Levantarte, sanar tu pérdida, reencontrarte contigo misma y descubrir un nuevo propósito de vida, es solo parte del proceso de sanar, aprender, crecer y transformarte en tú mejor versión, nunca significará, que te estás rindiendo de ese sueño tan anhelado de ser mamá

A veces debemos superarnos a nosotras mismas para avanzar, esa es nuestra mayor victoria. Cuando hayas logrado esa superación, en donde existen los miedos, pero no falta la valentía y el amor, tu corazón estará listo para concebir un Bebé Arcoíris

Debes tomar en cuenta, que, si ya saliste embarazada una vez, está comprobado por la ciencia y las experiencias de madres con pérdidas, que el cuerpo tiene memoria y puede volverlo hacer tarde o temprano, muchas veces las dificultades que tuviste en el primer embarazo no se repiten en el segundo, porque el organismo inteligentemente se prepara para hacerlo mejor.

No olvides que después de la tormenta, Dios siempre tiene preparado algo mucho mejor, que tarde o temprano llega, y podrás ser mamá, de forma natural, con ayuda de la ciencia o a través de un niño que necesite un hogar en alguna parte del mundo.

El Universo te regala muchas formas de ser madre, solo debes ver la vida a través de otro lente y estar abierta a recibir lo que vendrá.

Un nuevo bebé en camino no significa olvidar o sustituir el que perdiste

Un Bebé Arcoíris es el que se concibe y nace después de la pérdida intrauterina o perinatal de un bebé, al que llamamos Bebé Estrella.

La connotación de arcoíris se debe, a que después de una tormentosa, gris y dolora pérdida, finalmente llega una nueva ilusión y nace un arcoíris que llena de color la vida de los padres.

Los Bebés Estrellas, llevan ese nombre porque pasan fugazmente por el vientre de su madre, para irse al cielo y permanecer en el corazón de sus padres por siempre, aunque no esté presente físicamente.

Es sumamente importante, que a la hora de sanar este duelo y buscar o tener un Bebé Arcoíris, se concientice que el segundo bebé nunca viene a sustituir el primero; se debe aceptar que ese Bebé Estrella existió, que su corazón latió en el vientre materno y vino fugazmente a enseñar algo a la madre que lo perdió.

Explica Sabina del Río, psicóloga especialista en maternidad, durante una entrevista con ABC[2], que un Bebé Arcoíris viene a simbolizar que, tras el terror y la oscuridad que deja una tormenta, viene algo bonito con luz y color, sin embargo, su existencia va íntimamente ligada a la lluvia, por lo que no hay arcoíris sin que previamente no haya lluvia.

Es importante que no se niegue la existencia del hijo perdido, indica Del Río, aunque no haya llegado a nacer, para los padres siempre será su hijo y debe formar parte de la historia familiar.

Recibe tu Arcoíris sin miedo, porque tu Estrella permanecerá brillante en tu corazón por siempre.

---

2 ABC.es una página web de contenido para padres.
https://www.abc.es/familia/padres-hijos/abci-supone-llegada-casa-bebe-a-coiris-201808130054_noticia.html

Capítulo IV

Dejar ir

Aunque el tiempo que estuviste en este plano del Universo fue breve, fue suficiente para grabarte en mi alma y corazón, te llevaré por siempre en mí.

Dejar ir también es amar

"Es tan corto el amor y tan largo el olvido"

Comienzo este segmento con una frase tan icónica de Pablo Neruda, porque en pocas palabras describe lo que nos sucede como madres cuando perdemos un bebé.

El amor intenso es el que más se echa de menos; y es que, por breve que haya sido, cuando hay algo realmente especial, el olvido es eterno de encontrar.

Cuando perdemos un hijo, nunca lo podremos olvidar, siempre lo amaremos y quedará presente en nuestro corazón, no olvidemos que no solamente tenemos el vínculo emocional más fuerte con un ser humano, aunque ya no esté, sino que, las células del bebé que perdimos, quedarán por décadas en nuestro organismo, por lo que formarán parte de nuestro ser durante un largo tiempo y viviremos con su esencia dentro de nosotras.

Sin embargo, para llegar a la sanación profunda y real, es necesario dejar ir su alma en paz y esto no significa dejarlo de amar.

Significa, aceptar la pérdida y permanecer con el amor que nos dejó durante su corta presencia, viviendo en el presente, sin sufrimiento y cuestionamientos por lo que pasó, aunque siempre queden restos de dolor, vivirlo bajo la salvedad, que su corto tiempo de vida con nosotras fue hermoso y dejó una huella imborrable en nuestro ser.

Esta aceptación, no es una resignación conformista, es una resiliencia transformadora, que no implica una despedida para siempre, sino soltar para dejar ir, porque dejar ir algo que ya no pertenece a este espacio o en este caso, plano terrenal, también es amar.

Es importante entender, si creemos en la espiritualidad de la vida humana y el Universo, que, así como ese bebé dejó una conexión y huella eterna, nosotras también la dejamos espiritualmente en él y si lo amamos de verdad, debemos dejar que se vaya sin ataduras tormentosas, hacia el plano del Universo en donde deba estar, manteniendo un lazo saludable y con libertad espiritual para ambos.

El dejar ir significará, un te amo y no quiero que sufras por mi tristeza, no quiero que estés penando por mí, porque te amo te dejo libre de que vayas a donde debas, abriéndote un espacio en mi corazón, mi hogar y mi familia por siempre.

Sé que esta tarea no es fácil, en mi experiencia, a los pocos días que perdí mi bebé, tomé la decisión de dejarlo ir a través de un ritual de velas y palabras de amor, sin embargo, con el tiempo fui entendiendo, que eso no bastaba, ya que, en lo más profundo de mi corazón seguí sufriendo por muchos meses.

En el momento que decides dejar ir de forma saludable para ambos, es cuando realmente estás soltando por completo, sanar la pérdida es abrir tu corazón para soltar ese dolor que con tanta fuerza sujetamos, dejando que la energía de renovación y cambio fluya para ambos y así, poder trascender y pasar la página.

Algunos guías espirituales, recomiendan acompañar la sanación con rituales que permitan dejar ir la pérdida de forma más consciente o tangible, marcando de forma más reflexiva y real ese momento de transición en la vida, dejando el pasado en su lugar y volviendo a vivir en el hoy presente, en este caso la sanación de la pérdida.

Entre ellos podríamos considerar:

- Prender una vela para orar con nuestro Bebé Estrella, compartiendo todos nuestros sentimientos.

- Escribirle una carta, expresando todos nuestros sentimientos para dejarla volar con un globo hacia el cielo.

- Tomar alguna pertenencia que tuviésemos guardada para su nacimiento o que haya usado en su nacimiento, si es que llegó al nacimiento, hacer cenizas y dejarlas en algún lindo lugar con algún ritual de oración.

Puedes también crear tu propio ritual, con alguna acción significativa y que, a criterio personal, te permita abrir la puerta para dejar ir el suceso para volcarte por completo al presente, lo importante realmente es, hacer consciente el acontecimiento de transición, además, puedes realizarlo individualmente o incluyendo tu núcleo familiar principal (padre y hermanos del Bebé Estrella).

Carta a mi Bebé Estrella

Querido Andrés Avelino:

He decidido llamarte por tu nombre, para que no te pierdas entre tantas Estrellas en el cielo, pero, sobre todo, para darte una identidad personal, como ese hijo que ocupará un lugar para siempre en mi corazón y mi vida.

Pospuse mucho tiempo esta carta, pero siento que es hora; no porque me esté despidiendo, sino porque es el momento de dejarte ir desde el corazón, sin sostenerte con la puntita de los dedos, sin recordarte con dolor profundo, para poder llevarte en mí siempre, desde el amor y no desde el miedo.

En el momento que supe que tu corazón no latía, el mío se rompió en mil pedazos, nunca entendí cómo continuó latiendo.

Durante un tiempo me sentí como muerta en vida, no concebía mi mundo sin ti, sufrí mucho y mi corazón por un momento empezó a oscurecer.

En ese camino de dolor, empecé a perderme a mí misma, estaba en una oscuridad tan profunda, que por un momento creí que te perdería de vista.

Ese miedo a perderte y perderme, me hicieron despertar

de ese sufrimiento en el que me encontraba, abriendo mis ojos y secando mis lágrimas, para poder ver con claridad lo que viniste a enseñarme desde que llegaste a mi seno.

Hoy agradezco a Dios por esa corta travesía que tuviste en mi vida, porque bendijo mi ser y mi alma con tu concepción, porque a través del amor por saberte en mí y el dolor de haberte perdido, sané mucho de mi árbol genealógico y encontré dentro de mí, muchas cosas maravillosas que estaban reprimidas con creencias y paradigmas externos.

Te pido, que no olvides nunca que mi corazón es tuyo y que siempre tendrás un espacio para ti en nuestra familia, aunque no estés físicamente con nosotros, siempre serás nuestro hijo y el hermano mayor de un futuro Bebe Arcoíris.

TE AMA TU MAMÁ, POR SIEMPRE

Para ti, Mamá Estrella

Querida Mamá Estrella:

No sé exactamente en qué etapa de tu proceso de pérdida te encuentras, pero, me gustaría darte un abrazo muy fuerte, apurruñarte en mis brazos y agasajarte por tener la valentía de leer este libro que seguramente removió muchos sentimientos en ti y si con ello no has logrado abrir tu corazón para empezar tu proceso de sanación, te prometo que tarde o temprano, si te lo permites, lo harás.

No tengo la verdad absoluta, solo soy una mujer y una madre como tú, que perdió su bebé y trata de abrirse al mundo para ayudar a otras, porque sé lo que duele, pero te prometo que, si abres tu corazón, permitiéndote vivir este proceso intensa e instintivamente, pero sobre todo a través del amor, el aprendizaje y crecimiento, podrás sanar y transformar positivamente, sin vuelta atrás.

No puedo prometerte que volverás a ser la misma, porque nunca volvemos al mismo lugar luego de una pérdida tan significativa como la de un hijo, pero sí puedo prometerte que volverás a tu esencia en una mejor versión, parará la tormenta y si decides buscarlo, aparecerá el arcoíris que tanto quieres, bajo cualquier opción que el Universo te ponga en el camino, si así realmente lo deseas desde lo más profundo de tu ser.

Termino las últimas palabras de este libro dedicado a ti y a todas las mujeres que han sufrido una pérdida tan dolorosa, enviándote todo mi amor y energía sanadora.

No olvides nunca...

- Quien eres realmente, tu verdad y lo que tienes para ofrecer al mundo, pero, sobre todo, las circunstancias buenas y malas que te pone Dios en el camino, úsalas siempre para aprender y avanzar.

- No eres menos mujer o madre por perder un bebé, ni tampoco eres culpable de lo sucedido.

- No importa el tiempo de gestación que tuvo tu bebé, ya una vida estaba dentro de ti, ya tu ser estaba espiritual y físicamente vibrando en onda maternal, por lo que ahora tú eres madre, aunque debas dejar ir su alma a otro plano del Universo.

- Las heridas no se cierran de un día para otro, tardan un tiempo. Cuando se cierran, siempre queda una cicatriz; las cicatrices tiran, pican y duelen cuando hay cambios externos, lo que es buena señal, porque significa que se están sanando, no te preocupes si necesitas llorar en el proceso.

- Probablemente, en algún momento, decidiste ocultar el dolor y lograste que tu corazón mutara, convirtiéndote en alguien que no eres. Si hoy lloras, es porque te das permiso para sentir, a lo mejor hasta ahora no estuviste preparada para ello y lo pospusiste, pero debes saber que, llorar es mágico para tu mente, tu corazón y tu alma, te hace estar consciente de los que sientes y pasa en ti, iniciando la cicatriz para sanar.

- Permítete llorar y tómate tu tiempo para sanar, la prisa es mala consejera en estas circunstancias, algunos sentimientos son difíciles de afrontar, por lo que todo debe ser a su tiempo, en tu propio tiempo, solo sigue tu instinto , este proceso te pertenece a ti.

- Accede a compartir y soltar emociones con las personas que amas, principalmente con tu pareja, pero también, si lo sientes ineludible, guarda lo que necesites solo para ti, regalándote espacios de soledad e introspección, dejando que todo fluya naturalmente, sin forzar barreras, aprendiendo de tu propia sabiduría y autoconocimiento.

www.ingramcontent.com/pod-product-compliance
Lightning Source LLC
Chambersburg PA
CBHW070658220526
45466CB00001B/488